いえに戻って、最期まで。

退院・在宅支援13人のプロに聞くその「叶え方」

ノンフィクションライター
中澤まゆみ［著］
在宅ケア移行支援研究所
宇都宮宏子［協力］

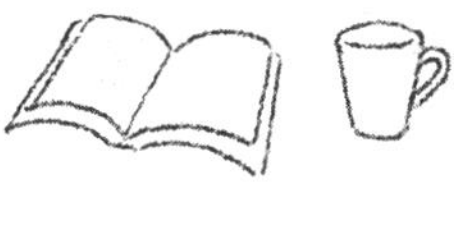

築地書館

はじめに

2017年に母、2020年に父、そして、今年2024年の5月には20年間「主介護者」を続けてきた認知症の友人を見送った。

母92歳、父96歳、友人89歳。看取りの場所は三者三様だった。母は自宅、父は医療療養施設、友人は特別養護老人ホーム。母と友人については「できるだけやった」という納得感がある。しかし、自宅で転倒し、念のためにと検査入院したのがきっかけで、いえに戻ることができなくなってしまった父については、さまざまな後悔が残った。

当時95歳だった父は、要支援2から要介護1になったばかり。フレイルが進んで歩行がおぼつかなくなっていたので、遠距離介護をしていた娘としては「見守り」をもう少し手厚くと、考えていた矢先だった。入院は「念のための検査」が目的で、「なにもなければ、入院は2週間程度」といわれていた。ところが、退院前日、誤嚥性肺炎を起こしたことで入院が長引き、1か月足らずであっという間に「寝たきり」になった。

うかつだったのは、超高齢者の入院についての私の想像力が、いまひとつ十分ではなかったことだ。病院での「安静仰臥《あんせいぎょうが》」が引き起こす弊害については、短期間の入院で認知症が一気に進んだ友人や母の経験などを通じて学んできたつもりだったが、そこそこ元気だった父がこれほどすばやく「寝たきり」になることには、不覚にも思い至らなかった。

父の場合はうまくいかなかったが、どうしたら病院からスムーズにいえに戻ることができるのか。その方法を探ってみたいと思った。考えてみると「退院支援」や「医療と介護の連携」という言葉を聞いたことはあっても、実際にはどう行われているのかを、本人や介護家族は知らない。医療や介護の専門職でも、自分の専門以外ではイメージがうまく浮かばない人が多いだろう。

そこで、退院する高齢者をいえに戻し、退院後の本人の暮らしを立て直しながら、穏やかな最期につなぐことに尽力している医療と介護の専門職たちに、それを叶えるために、どんなことをしているかを聞くことにした。そして、そうした人たちの現場での活動や、仕事のポイント、問題のあり方や解決の糸口がもっとリアルに目に浮かぶよう、「おうちへ帰ろう」の合言葉で退院支援のシステムを全国に広めてきた、宇都宮宏子さんにも協力していただいた。

本書は、介護情報誌『Better Care（ベターケア）』での連載（2019年秋号～2023年夏号）を元に加筆、追加取材した。介護保険制度のゆらぎや在宅介護人材の不足で、退院後の「その人らしい生活」の立て直しは年々むずかしくなってきた。そんな時代だからこそ、歳を取っても最期まで、自分の「暮らしの場」があり続ける社会を、本人、家族、医療・介護・福祉の専門職、市民、行政が、ともに考えていくことがあらためて求められている。

目次

第2章　いえに帰るために

第1章

ひとり暮らしの父が倒れた！

自宅で倒れたまま、誰も来ない。ひとり暮らしの高齢者をヘルパーが発見、という話はよく聞くが、まさか、そんな事態が自分の父親に起こるとは思わなかった。介護ではホント、何が起こるかわからない。

「お父さんの返事がないと、ヘルパーから連絡があり、私も駆けつけています」

2019年7月1日の午後、松本市に住む父のケアマネジャーから、東京の自宅にいた私の携帯に電話が入った。えっ？

わが家の95歳の父は、要支援2から要介護1になったばかり。膀胱がんなど多少の問題はあるが、足元がおぼつかない以外、健康状態にはたいした問題はない。

ヘルパーが訪問する時間にはちゃんと家にいて、玄関の鍵をすでに開けているか、ピンポンと聞くと鍵を開けに行く。その返事がないとすると……、何度も転倒しているので、転んで頭を打ったか、足の骨を折ったかで倒れているのかもしれない。

「庭に回って、ガラス戸を叩いて、大声で呼んでみてください」と頼むと、「かすかに声が聞こえるようです」と言う。よかった、少なくてもまだ生きている可能性はある。

鍵屋まで呼んでの大騒動

その2年前、母を自宅で看取り、高齢の父はひとり暮らしとなった。母が認知症で介護が必要となってから、ひとり娘の私は遠距離介護を4年間続けた。当初は月1回。看取りの時期が近くなると回数を増やし、看取り期の3週間はほとんど実家で暮らした。

母が亡くなると、それまで要介護認定を拒んでいた父に介護保険サービスの利用を勧め、要支援2に認定された。父の様子を見るために、引き続き月1回帰省。超高齢者の体力は数か月単位で低下していくため、見守りと支援をできるだけ手厚くしたいと、メールと電話でケアマネジャーと頻繁に相談し、区分変更をかけて要介護1の認定を取った。

利用時間が増えたので、日曜以外は毎日、自費も含めてヘルパーが入る体制を組み、「やはり、毎日、見守りがほしいので、有料でもいいから日曜もヘルパーに入ってもらえないか」と相談していた矢先のできごとだった。

ヘルパーからケアマネジャーに連絡が入ったのは月曜日の午後。土曜の午後にはヘルパーが訪問しているので、運悪く、その2昼夜のどこかで事故は発生したらしい。

さて、室内に入れない場合は、当然ながら「鍵」が必要になる。マンション住まいなら、管理人などにSOSをかければいいが、一軒家でひとり住まいの場合、鍵を持っているのは、本人だけということが多い。

「救急車を呼びますか」と、ケアマネジャー。鍵が開かない場合、やってきた救急隊は窓ガラスを割るなどして室内に入り、搬送路をつくる。破損はできるだけ小さくするらしいが、それでも事後は不用心だ。

幸い父の住むまちには、卓上型＋ペンダント型の定番緊急通報に、600円を上乗せすればセンサーがつく「見守り安否確認サービス」がある。ケアマネジャーが教えてくれたので父を説得し、1年ほど前に契約していた。鍵は警備会社が預かり、人の動きが24時間ないと職員が駆けつけるが、まだ24時間はたっていないようだ。そこで警備会社に連絡。急行してもらった。

実際には、入る前にもうひと手間あった。今度は「鍵は到着したんですが、どうやってもドアが開けられません」と電話が入った。な、なに？　お父さん、普段かけていない内側の鍵もかけちゃったの？　仕方がないので、警備会社に鍵屋を呼んでもらい、鍵を壊した。あとで聞くと、鍵穴に爪楊枝が挟み込まれていたという。高齢者はときとして、不思議なことをする。爪楊枝が何のためだったかは、本人に聞いても「わからん」と言うばかりだった。

はじめは検査のための入院だった……

ヘルパー、ケアマネジャー、警備会社、鍵屋に訪問看護師も駆けつけて家に入ると、ありがたや、父は生きていた。リハビリパンツ姿で居間に倒れ、リハパンが2つ、床に落ちていたという。どうやら、からだを転がして自分ではき替えていたらしい。

倒れていたのは一昼夜のようだったが、看護師によると、ちゃんと受け答えをするし、熱も脱水もないという。父に電話を代わってもらい、大丈夫？　と聞くと、わりとしっかりした声で「大丈夫だ」と答えた。

父は耳が遠いため、電話ではちゃんとした会話ができないが、ともあれ無事らしい。看護師がかかりつけ医に救急搬送を打診すると、様子を一晩見ようとのこと。訪問看護師とヘルパーが父に水分と食事を採らせながら、ベッドを整えたとの連絡が、ケアマネジャーから入った。

本来なら、すぐに駆けつけるところだが、間が悪いことに、私は翌日、四国での講演が入っていた。翌日の早朝、羽田から飛行機に乗らなければならない。朝には再び、訪問看護師が様子見に入ると言ってくれたので、「仕事が終わったら、羽田から実家に直行します」と言ってひとまず電話を切った。

翌朝、羽田空港で搭乗を待っていると、かかりつけ医の看護師から、検査のための入院を手配したとの連絡が携帯にあった。ケアマネジャーからも、介護タクシーを手配し、病院に同行する、とのショートメールが入っていた。

３か月以上にわたる、父の長い入院の始まりだった。

検査で発覚した膀胱がん肥大と「硬膜下水腫」

四国での仕事を終え、急性期病院に検査入院した父の病院を訪ねたのは翌日のこと。病室に顔を見に行くと、父は少々混乱しているようだったが、会話にはそれほど支障がない。「どう?」と聞いたら「メシがまずい」と答えた。軽い肺炎を起こしているが、骨折もないと看護師から聞き、ひと安心。すぐに退院できると楽観したが、担当医の説明はもう少し深刻だった。

95歳の父には10年来の膀胱がんがある。幸いおとなしいがんだったため手術もせず、膀胱内にBCG(ウシ型弱毒結核菌)を注入する療法を数年間、近所の泌尿器科クリニックで続けていた。その後、「寿命が先か、がんの悪化が先か」と主治医に言われ、納得して2か月ごとの簡単な検査に通っていたが、最近は血尿がときどき出ることと、頻尿を気にしていた。今回のMRI検査によるとそのがんが、クリニックから取り寄せた画像よりも大きくなっているという。

さらに、脳の画像に「硬膜下水腫」がいくつか写っていた。これは頭部外傷で硬膜と脳の間に血腫ができる「硬膜下血腫」の前段階で、転倒などで頭を打ってくも膜が切れ、硬膜との間に髄液・血液・浸出液などがたまる状態。父は水腫の段階なので、経過観察をするという。

実は父は、足がヨロヨロのフレイル老人で、お酒が好きなため酔ってときどき室内で転倒していた。「お父さんが引き戸のガラスを割りました」といった報告が2度ほどケアマネジャーから入ったが、証拠物の残らない転倒や、ふらつきによる頭の打撲はそれ以上にあるはずだ。今回の転倒の原因も、この「水腫」かもしれない。

画像を一つひとつ見せながら、担当医の説明は微に入り細に入り丁寧だった。「最近はここまで説明するのか」と感心したが、最後の一言には息を呑んだ。「これはあくまでも可能性ですが、肺炎が悪化したら、人工呼吸器をつける必要があるかもしれません。その場合は了承していただけますね」

いやいやいや、気管切開はやめてください、と思わず声が上ずった。人工呼吸器というと、まず思い浮かべるのは「気管挿管」のイメージだ。しかし、担当医が説明しているのは、マスクを使う離脱式の呼吸器のことだった。

あとで調べたら、最近では鼻マスク、鼻口マスク、鼻カニュラなど、さまざまな人工呼吸器がある。「人工呼吸器を使う必要性が本当にあるのでしょうか」と担当医に聞くと、「あくまでも可能性です」と言う。父は終末期の延命を拒否しているが、本人の様子を見るとまだそのときではない。そこで同意書にサインした。

長時間の説明を受け、何枚もの同意書に署名し、父の病室に再び向かいながら、私はちょっとモヤモヤしていた。医師の丁寧すぎるインフォームドコンセントに、医療側の少々過剰なリスクマネジメントを感じたからだ。

過ぎたるは及ばざるがごとし。医療に詳しくない患者や家族がこうした説明を聞くと、かえって混乱してしまうのではないだろうか。

2週間程度で退院のはずが……

さて、自宅で暮らしていた人が入院すると、普段の生活にはなかったことが始まる。膀胱がんによる頻尿があるからと、父には尿道カテーテルに加え、オムツもつけられていた。肺炎を起こしているからと、食事は誤嚥を防ぐやわらか食となり、なぜかベッド上での食事となっていた。親の入院体験を持つ人たちから聞くと「ウチもそうだった」のオンパレード。「病院あるある」の典型だった。

父には使用されなかったが、「点滴を抜かないように」とミトンを両手につけられ「拘束」されることもある。私が後見人となっている認知症の友人は、尿路感染でたびたび入院しているが、連絡を受け病院に駆けつけると、いつも両手にミトンをつけられていた。そのたびに「おとなしい人なので外してください。拘束には同意しません」と言って外してもらっているが、言わないとつけられたままになってしまう。「だったら、転院してください」と言われ、泣く泣く同意する人も少なくない。

膀胱がんと硬膜下水腫などの詳しい検査と経過観察で、父の入院は「何もなければ2週間程度」だという。入院期間短縮の時代。入院の翌日から、口腔ケアとベッド上でのリハビリが始まり、退院支援の医療ソーシャルワーカー（MSW）も紹介され、早くも退院の準備が進んでいた。

高齢者の入院のリスクには、リロケーションダメージ（場所の変化による悪影響）がある。何年か前、すでに認知症を発症していた母が「結核疑い」で検査入院したときは、10日間で自分の名前が書けなくなり、退院後、元に戻るのに1か月かかった。

そこで、「父は動けるので、寝かせきりにしないでください」「オムツとカテーテルも、できるだけ早く取ってください」「嚥下機能を見て、食事も早めに普通食にしてください」と担当看護師に頼み、父には今月はもう一度来るからと約束。次回は退院の相談ができると期待して病院を出た。

父の様子は1週間に1度、ナースステーションに電話をして確かめた。父は当時、要介護1だったが、退院後の状態によっては、介護度を上げる「区分変更」も視野に入れ、ケアマネジャーと帰宅時のケア体制も話し合った。

ところが、「経過観察中」から「経過良好」の返事を得て、2週間後に病院を再び訪ねると、父の様子がおかしい。痰がからんで喉をゴボゴボと鳴らしていた。担当医に会うと「ちょっと困ったことが起きました」と言う。

父はその前日から、誤嚥性肺炎を起こしていた。「治りますか？」と聞くと、担当医は、「高齢なのでむずかしいかもしれません」と言う。一瞬、「看取り」の三文字が頭をよぎった。

「寝かされきり」から「寝たきり」になった父

2019年7月初頭に検査入院し、2週間後に「退院間近」となった父は、その直前に誤嚥性肺炎を起こしたことで、8月になっても退院許可が出ない状態が続いていた。その1か月間に、父は「寝たきり」になった。

「リハビリは、ちゃんとしていますよ」と看護師は言うものの、理学療法士に聞くと「1日30分くらいですかねぇ。したくないとおっしゃる日もあるし」と、はなはだ心もとない。しかも、ベッドで食事をする日もある、というので、「できるだけ食堂に連れて行ってください」と依頼した。

病院で「安静仰臥」と呼ばれる「寝かせきり」にすれば、高齢者は1週間で筋肉の萎縮と関節の拘縮が始まるといわれる。つまり、リハビリや食事時間以外は「寝かされきり」になりがちな病院では、あっという間に高齢者は「寝たきり」となる。院内の移動も転倒しないようにと車いすになるので、リハビリの30分以外、歩くこともない。誤嚥性肺炎の再発を恐れ、食事も相変わらずの「やわらか食」だ。

父が「桃が食いたい」というので、看護師に果物の差し入れを相談したが、誤嚥性肺炎が心配だからと却下された。ではゼリーはどうかと聞くと、それもやめてほしいという。病院に頻繁に通うことができれば、病院内を車いすで回ったり、看護師の目を盗んでこっそりフルーツゼリーくらいは食べさせる機会もつくれるが、2週に1度程度の遠距離介護では、日ごろの状態がわからないため、それもむずかしい。

母が亡くなったあと要介護認定を取った父には、ケアマネジャー、かかりつけ医、訪問看護師をはじめ、母の在宅生活を支えてくれたケアスタッフがそのままついてくれた。なかでも母の生前から父が頼りにしていたのが、訪問看護師のナカジマさんだ。

父は当初、母に何かあるたびに私に電話をしてきた。ところが、「ウチは24時間対応なので、夜中でも遠慮しないで電話くださいね」とナカジマさんが繰り返し言ってくれたおかげで、私への電話はパッタリやんだ。母が転倒してケガをしても、私がそれを知るのはナカジマさんからのメールを通じてだった。

そこで、入院が長引いている父の様子を見ながら、自宅復帰を後押ししてもらうために、ナカジマさんに月2回1時間、病院の父を訪ねてもらうことにした。病院は医療保険とあって介護保険との併用はできない。そのため1回約8000円程度の自費となるが、1か月10万円程度の入院費以外の出費はなくなっているので、父のフトコロにはそう響かない。父に意向を聞くと「おう」と、ちょっと嬉しそうに答えた。

要介護1から要介護5に

しかし、1か月ほどの入院で父の廃用症候群は驚くほど進んだ。ケアマネジャーと相談して「区分変更」をかけると、入院前「要介護1」だったのが「要介護5」の認定。気力も落ちて、今後のことを相談しても、「オレは施設でいい」の一点張りだ。

外出許可が出たので、家を見ればまた気持ちも変わるかと、福祉タクシーを頼んで、実家に戻った。しかし、ひとり暮らしの家でヘルパーが来るまで倒れていたトラウマがあるのか、ちっとも嬉しそうな顔をしない。

父の帰宅に合わせて来てくれたケアマネジャーとナカジマさんが、「タケミさん、家に帰りたくないかね」と聞いても、う〜ん、と首を振って「オレはいいいや」と弱々しく笑うだけだ。

そこで病院から直の「自宅復帰」から、病院と自宅の中間施設の老人保健施設（老健）で体力と気力を回復させてから、自宅に戻すという方向に転換した。前述のように、父には母から受け継いだ「ケアチーム」がある。「要介護5」なら1日数回、ヘルパーが入る体制をつくることもできるので、本人がその気になれば、自宅で暮らすことも可能だと私は考えていた。

看取り期が来たら、母のときと同じようにその間、実家に滞在して看取ればいい。

施設を選択肢に入れてみたものの

病院には退院支援を行う医療ソーシャルワーカーがいる。多くは介護福祉士で、病院のなかで唯一、介護の視点を持っている専門職だ。

さしたる治療もなくなったため、父には退院の時期が迫っていた。しかし、自宅に戻るのは嫌がっているし、施設は探し始めたばかり。幸いなことにこの病院には「地域包括ケア病棟」があった。退院してもすぐには自宅に帰れない患者が、在宅復帰の準備や地域で施設探しをする間、同じ病院内で転院し、最長で60日入院できる病棟だ。ソーシャルワーカーと相談し、父がそこに移れるかどうかを、探ってもらうことにした。

そのかたわら、ケアマネジャーにも協力してもらい、地域の老健を当たることにした。老健には取材では足を運んだことがあるが、利用者家族として関わるのは初めてだ。

老健は要介護1以上で介護やリハビリを必要とする人が、病院から自宅に戻るまで一時的に利用する「中間施設」とされている。しかし、家族の介護力の低下が進み、独居や老々介護が増えてきたため在所日数は年々長くなり、事実上の「特養化」が進んでいる。

そこで、国は老健を本来の機能に戻し、短期間でリハビリを集中的に行うことで利用者の「自宅復帰」を進めようと、2018年から「超強化型」「在宅強化型」「基本型」「加算型」「その他型」の5タイプに分けた。私がまず当たったのは「在宅強化型」。つまり、リハビリを積極的に行い、自宅復帰に備える老健だ。

父の住む人口約24万人の長野県松本市には、9か所の老健があった。周囲の塩尻市、安曇野市などを含めると19か所。まずはケアマネジャーが「ここはどうか」と薦めてくれた、実家に近い「強化型」から見学を始めることにした。

取材で施設を見学することはあるが、介護者としての施設探しは、認知症の友人の施設探し以来、久々だ。そのときは有料老人ホーム、特別養護老人ホーム（特養）、認知症対応グループホーム、老健と、彼女の住む東京・世田谷区を中心に、数十軒の施設を回った。しかし、地方でいくつかの施設を回るうちに、東京とは異なる老健の特色が見えてきた。

それは「暑い夏場」と「寒い冬場」に入居希望者が集中するということだ。とくに3か月が滞在期限の強化型は、年4回のサイクルで自宅～老健～自宅～老健を繰り返す高齢者が多いという。

リサーチを始めた8月にはどの老健も満床で、待機者も多かったが、9月になれば入れ替わりがあると聞き、3か所に申し込みをした。しかし、「要介護5なら可能性は高いですよ」と言った担当者の顔が、「痰の吸引がある」と告げたとたん微妙に曇る。「ダメなんですか？」と聞くと、「いや、ダメじゃないんですけど……」と答えるが、歯切れが悪い。

誤嚥性肺炎を起こしてから、父は痰の吸引回数が増えていた。夜も必要なことがある。ケアマネジャーにそのことを相談すると「老健は大丈夫じゃないですか？」と言う。しかし、母体が医療法人で看護師は常駐だから……と考えていた老健でも、夜の痰吸引は嫌がる傾向があるらしい。ダメとは言わないが、待機者が多い場合には、選考で後回しにされるのではないかと、私は疑った。実際、申し込みをした3か所の老健からは、何か月たっても連絡がなかった。

「地域包括ケア病棟」への転院

そうこうしているうちに、「地域包括ケア病棟のベッドが空いたので、明日からそちらに移ります」という連絡が、ソーシャルワーカーから入った。「地域包括ケア病棟」というのは、〝超高齢社会の地域包括ケアシステムを支える〟の鳴り物入りで、給付抑制がスタートした2014年の診療報酬改定から新設された病棟だ。急性期病院からの入院と、介護施設等からの緊急入院を受け入れ、「在宅復帰支援」を行うことが求められている。

父が「地域包括ケア病棟」に転院したのは、2019年8月18日のことだった。同じ病院の別の棟なので、ベッドごと移動ができる。東京での仕事が立て込んでいたこともあり、1週間後に訪れると、6人部屋の窓際のベッドで父はまどろんでいた。

この病棟の受け入れ対象となるのは、退院の時期になったが体力がまだ十分ではない、自宅生活の環境が整わない、入居施設が見つからないといった理由を抱える患者。リハビリテーションなどを通じて、病院と在宅や介護施設との橋渡しをするというのが役割だ。

「地域包括ケア病棟」の届出数は制度が新設されてからの1年間で1000病院を超えた。2019年6月時点では全国で2424病院（18万4813病床）。そのほとんどが「一般病床からの転換」となっている。

父の転院時点での私の「地域包括ケア病棟」への理解は、「生活面でのサポートを受けながら、退院に向けてリハビリに励むことができる」というものだった。入院費はリハビリ・投薬・注射・処置・検査・画像診断・入院基本料などがすべての料金が含まれる「まるめ」と呼ばれる定額制で、75歳以上の後期高齢者の場合、支払いが一般病棟での入院時よりも増えることはほぼない。入院期間は原則として60日が限度となっている。

ただ、気になったのが、看護体制が一般病棟の平均基準7対1（患者7人に対して看護師1人）と比較し、13対1と手薄なことだった。しかし、地域包括ケア病棟ではソーシャルワーカーが、地域の医療・介護と連携して患者の退院支援を担当し、医療スタッフが退院に向けての心身のリハビリをしっかり行うとある。私はそこに期待することにした。

患者家族になった医師の体験

父の入院が長引き、先行きの不安を抱えていたとき、私たちが東京・世田谷で運営する地域団体「ケアコミュニティ・せたカフェ」の「認知症カフェ」や介護家族講座で、ゲスト講師をお願いしたことがある訪問診療医の山下晋一さんが、私と同じように父親の遠距離介護をしていることを知った。

くも膜下出血で救急搬送された山下さんの85歳のお父さんは、急性期病院から2か月後にリハビリ病院に転院し、5か月の入院後、自宅復帰をしたばかり。フェイスブックでの書き込みを見ると、病院の対応に関して、私と同じ疑問を持っている。我が家の父を自宅復帰させる方法についても知りたいと思い、連絡すると、「僕でお役に立つなら」と、快く取材を受けてくれた。

くも膜下出血で1か月間昏睡状態だった山下さんのお父さんは、急性期病院では「拘束」と「経管栄養」という、我が家の父とは異なった処置をされていた。しかし、昏睡から目覚めたお父さんが「トイレに行きたい」と要望してもオムツは外れず、人と話をする機会もなく終日寝かされきり状態。リハビリも1日40分程度で、筋肉は落ちていくばかりとあって、山下さんも「このままでは、たとえ病気は落ち着いても、廃人になってしまう」と、私と同じ心配をしていた。

リハビリ病院入院中の不安も共通していた。食事は経管栄養はなくなったものの、ずっとペースト状。地域包括ケア棟に移った我が家の父も、やわらか食が続いている。排泄は2人ともオムツのまま。山下さんのお父さんのリハビリは1時間となっているが、それ以外は寝かされきり。認知機能が次第に落ちていることも共通していた。

医師である山下さんは病院に行くたびに、嚥下チェックもかねて、看護師に隠れて果物やゼリーなどを食べさせていたというが、医療者でもない私の場合は、リスクを恐れる看護師やリハビリ専門職に、「いやあ、それはやめてください」と言われると、やはり躊躇してしまう。

医療には「待つケア」がない

山下さんの話を聞いたあと、訪問の回数を増やし、父の様子を見ながら、食事やリハビリへのリクエストを病院側に出していくことにした。しかし、訪れるたびに、父の廃用（全身機能の低下）は進んでいた。「食事はベッドやその周囲で食べさせるのではなく、食堂に連れて行ってください」と、毎回頼むのだが、次に訪問したときには「本人が疲れたというので」と、ベッドの上や周囲で食べている。リハビリについても、ベッド上での軽いリハビリは嫌がらないが、リハビリ室でのリハビリは拒否することが多いという。

父に聞くと、「リハビリをすると腰が痛くなる」「食堂に車いすで行くと、座っているのがつらい」とのこと。腰の痛みに加え褥瘡《じょくそう》ができたことも、リハビリや移動を嫌がる理由となっているらしい。

「イヤ」と言い出したら、テコでも動かない頑固者の父だが、しばらく病室で様子を見ていると、一般病棟のときと比べ、看護師の動きがせわしない。看護師の性格なのか「待つ」時間が少なく、「はい、次、はい、次」と矢継ぎ早に父に指示し、モタモタしているとさっさと手伝ってしまう。介護のケアの仕方に慣れた目から見ると、最悪のケア従事者のパターンだ。

仲良しになったソーシャルワーカーに、「地域包括ケア病棟って、機能の回復が目的なんじゃなかったっけ?」と聞くと、困ったような顔で「やはり、人員が少ないせいですかね〜」と答える。体力と気力の衰えた高齢者にとって、「待たない」ケアは依存に通じる。

「地域包括ケア病棟」では、リハビリなどの要件を満たしていない病院が少なくないとして、2020年度の診療報酬改定で、要件が厳しくなった。患者とその家族としては、その要件に「待つケア」も加えてほしいところだ。

施設への入居を阻む夜の「痰吸引」

地域包括ケア病棟での2か月の猶予は、あっという間に過ぎていった。その間にも、いくつかの老健に加え、特養も申し込んだが、「空きがない」「夜勤の看護師がいないため、夜の痰吸引ができない」という理由で断られ、私は焦っていた。

「施設は医療が弱い」と聞いていたが、その大きな理由のひとつがこの痰の吸引だった。痰吸引は研修を受ければ介護福祉士や介護職員でもできる。しかし、ほとんどの介護職は喉の手前までの研修しか受けていない。長年ヘビースモーカーだった父は、誤嚥性肺炎が治っても痰がらみが改善せず、夜間に数回、喉のなかでの痰吸引を必要とする。そのため、夜間の看護師の存在が必須となっていた。

この痰吸引（とくに夜）の必要性が出てきたことで、いざとなったら父を説得し、しばらく自宅復帰、という方法が難しくなった。自宅にはケアマネジャー、訪問診療医、訪問看護師、訪問ヘルパーのチームという強い味方がいる。夜間の早い時間を含めて、サービスを手厚くすれば、「夜中のオムツ替えと心細さは、ちょっと我慢してね」で済むかもしれない、と考えていたのが、蜃気楼になってしまった。

母のように「あと数週間」だったら、私も実家に泊まり込むことができるが、父はまだまだ先が長そうだ。だいいち私には痰の吸引ができないし、退院が迫っているため講習を受ける時間の余裕もない。

そこで、ソーシャルワーカーが提案してきたのが「介護医療院」への転院だった。これは従来の「介護療養型医療施設」の廃止に伴い2018年に新設された介護保険施設で、要介護者に「長期療養のための医療」と「日常生活上の支援」を一体的に提供するというもの。父の住む自治体では、入院する病院の近くに1軒目が新設され、ベッドの空きが出たところだった。

問い合わせてもらうと、保証人が2人必要だという。保証人については法律的には何の根拠もないので、「私1人ではダメなのか」と聞いてもらったところ「ダメだと言っています」とのこと。そんなやり取りをしているうちに、あらら、ベッドが埋まってしまった。

退院日は刻々と近づいている。ギリギリになって、「古い病院なんですが……」と、ちょっと済まなそうな顔でソーシャルワーカーが提案してきたのが、隣の市の病院内の介護療養病床だった。父に病院の名前を告げると、「あそこか」と言う。「知ってるの？」と聞くと「まあな。でも、仕方ないな」と。昔、何かあったようだが、詳しくは語らない。

見学に行くと、やはり古い病院だった。「うち、古いでしょう？」と女性の事務長も、笑いながら言う。１００床のうち介護病床は44床。医療病床は昭和の香り漂う「老人病院」で、胃ろうなど人工栄養の管がぶら下がった多床室が続く。

改築された側の介護病床には人工栄養の人は少ないが、やはり多床室ばかり。ただ、１００床の新しい老健が併設されていて、そこに移ることもできると聞き、目の前が少し開けてきた。

チャキチャキとした事務長や、看護師たちの明るい対応にも好感を持った。とにかく、いまの病院からは転院しなくてはならない。ひととおりの見学を終えたあと、「お願いします」と挨拶をして、申込書をもらってきた。

気がついたときには、すべてが後手に

２０１９年10月18日。前日に96歳になった父は、入院した病院の地域包括ケア病棟から介護タクシーで隣町の病院に転院した。最初の４日ほどは検査などがあるので医療病床に滞在し、その後、介護病床に移動するという。

この3か月半の入院で、父の廃用はとことん進んだ。地域包括ケア病棟では、「本人が嫌がる」ということで、リハビリ室でのリハビリもなくなり、ベッド上での軽いリハビリだけ。食事もやわらか食のままで、ときにはベッド上で食事をさせられていた。果物やゼリーの持ち込みも、「いやあ、それはちょっと」と言われてできなかった。

遠距離介護中の親の入院で困るのは、入院中の「日ごろの様子」がなかなか確認できないことだ。面会に行くのは父の症状が安定していれば、月に1～2回。仕事の合間を縫って列車に飛び乗り実家に向かう。翌日、車で病院に行き、医師や担当スタッフ、退院調整の看護師やソーシャルワーカーと一気に話をする。

そのため、本人との対話はついつい後回し。気がついたときには夕暮れが迫り、白内障が進んで夜間の運転が苦手になっていた私は、「じゃ、また来るね」と病室をあとにすることになる。

本人がスマホに慣れていれば、スマホを通じて話をすることもできるが、高齢の親にはスマホが苦手な人も多い。父の場合は極度に耳が遠かったこともあり、携帯すら使いこなせないまま解約。突然の入院で、父にスマホの操作ができたら……と悔やんだが、時すでに遅し……だった。

介護では実にさまざまな「手遅れ」や「予想外の事態」が起こる。20年近くにわたる友人と母の介護や現場の取材で、学習を相当積んだと思っていた私も例外ではなかった。

不覚だったのは当時すでに超高齢の域に達していた父の入院を、ほとんど想定していなかったことだ。膀胱がん、フレイル、難聴などはあったものの、まだまだ要介護１。２か月に１回の膀胱がんの検査の結果も「変化なし」と、ほとんど医療とは縁がなかった。そのため、頭の隅に超高齢の父の体調変化への不安はちらついていたが、ヘルパー、訪問看護、リハビリ中心のデイケアを組み合わせ、「誰かの目を毎日入れる」こと以外、思いが至らなかった。

そして、父も母のときと同じように、終末期になったら帰省の回数を増やし、最後は数週間、実家に詰めて家で看取ればいいと楽観的に考え、地域の施設の情報収集もしないままにいた。そして、「入院」が本人に及ぼす影響や、地方都市での「施設」の現実を思い知ったときには、すべてが後手に回っていた。

病院は生活の場ではない

新しい病院に到着すると、父に昼食が出た。メニューは刻んでとろみをつけた蕎麦と、やわらかく煮たフルーツだ。看護師に聞くと、果物の入ったヨーグルトくらいなら追加ＯＫというので、コンビニに走り、白桃の入ったヨーグルトを購入した。スプーンで桃をつぶして父に食べさせると「うまいなぁ」と喜ぶ。やわらかいものなら持ち込みはＯＫと聞き、東京に戻ったら介護食の通販サイトを当たり、入院先に送ることにした。

父の病院生活が長引くなか、つくづく感じたのは、「病院は医療の場であって、生活の場ではない」ということだ。挨拶に来た介護部門の責任者が、併設老健の施設長だったと聞き、「一日も早く、父を生活の場に戻してやりたい」ともらすと、「それがいいです」と、老健への申し込みを勧めてくれたので、その足で老健に行って申し込んだ。

医療病床での検査を終えた父は、10月22日、介護病床へと移った。

父が介護療養病床に移ってから、近郊の市町村にもインターネットでの検索範囲を広げ、特養と老健を探し続けた。しかし、待機者の多さと「夜間の痰の吸引」が引っかかり、なかなか見つからない。電話に出た相談員に、痰の吸引は介護職員でもできることになったはず、と突っ込むと、喉の奥までの挿管は看護師にしかできないという答えが返ってきた。父の場合は、喉の奥までの挿管を必要とするが、看護師の夜間の常駐がないという。

運よく申し込みを受け付けてくれた特養と老健からも、色よい返事がないため、有料老人ホームも視野に入れて探すことにした。検索を続けていると、父が入院する療養病院の近くで、特養と有料ホームを併設した複合施設を見つけた。病院へはタクシーを使うしかないが、こちらはJR駅の近くなので、特養か有料ホームに入ることができれば面会も便利になる。年始に戻る予定だったので電話を入れると、1月3日に見学と相談を受けることができると聞いて予約した。

2020年の元日。介護用の栄養フルーツゼリーと好物のフルーツヨーグルトを持って訪れると、父はベッドでまどろんでいた。「来たよ」と声をかけると目を開け、小声で「おう」と答えて、目を閉じた。介護用の栄養食を試そうと起こすと、ペロッと食べたが、少し話しているうちに、またうつらうつら。翌日、翌々日と面会したが、1か月前と比較すると、反応が確実に落ち、傾眠傾向も強まっている。

持参したゼリーや栄養食品をナースステーションに託し、「また、月末に来るからね」と父に告げて病院を出た。

駅前の施設は、特養、住宅型有料老人ホーム、グループホーム、デイサービス、小規模多機能型居宅介護、ショートステイに、一般共同賃貸住宅、認定こども園までがそろった複合型だった。見学を終え、相談員に「痰の吸引」について聞くと、やはり「むずかしい」という答えだった。

「生活」に戻れないまま、コロナ下で逝った父

前年12月に中国の武漢で発生した新型コロナウイルス（新型コロナ）は日本にも上陸し、2020年1月16日に日本で最初の感染者が出た。数日後、父のいる病院から「当分の間、面会を控えてください」との電話が入った。父の様子を聞くと、活動量は落ちているが、食事はちゃんと食べているという。「変化があったら、電話で教えてほしい」と依頼し、ネットで栄養ゼリーを注文し、病院に送った。

2月、3月は電話で父の状態を聞いた。食欲は少し減っているものの変化はないとのこと。4月の初旬、医師から「食欲が落ちている」との電話があった。面会謝絶が原則のなか「10分程度なら会える」と言われたが、私は以前出版した『おひとりさまでも最期まで在宅』の大幅な改訂で、締め切り前の追い込み中。「かなり危ないですか?」と聞くと、「そこまでではない」とのことだったので、面会を延ばすことにした。

入稿が終わったので面会に……と考えていた4月16日の夜中の2時。電話が鳴った。飛び起きて電話を取ると、病院の看護師からで、父が誤嚥性肺炎を起こし、容態が急変したという。「すぐ来てください」と言うが、動ける時間ではない。「明日の始発で行きます」と電話を切り、朝になったらすぐ飛び出せるよう準備をしていると、再び、電話が鳴った。「いま、亡くなりました」……。お父さん、展開が早すぎる。

父、いえに帰る

お悔やみの言葉のあと、「いつ来ていただけますか?」と看護師に聞かれ、遺体の引き取りと葬儀に頭を切り替えた。「葬儀社と相談して連絡します」と答えると、「病院内には入れません。時間を決めていただければ、外でお待ちします」という。

朝を待ち、母の葬儀から三回忌までを頼んできた葬儀社の担当者の携帯に電話し、私が病院に到着する時間に合わせて病院の外で待ち合わせ、父を自宅に運ぶことにした。転倒してヘルパーが訪問するまでひとりで倒れていたことで、高齢ひとり暮らしの心細さが身に染みた父は、「家より施設がいい」と施設を選んだが、一晩くらいは家に帰ろうよ……と。

結局、私はふたりの親の死に目を見ることができなかった。母のときは、看取るために実家に約3週間戻ったが、和歌山での仕事が入っていたため、1泊で実家を離れている間に、隣で寝ていた父も知らないまま静かに旅立った。

出かけるときに「すぐ帰ってくるから、待っててね」と言うと、「待ってるよ、ありがとな」と答えてくれたのが、母との最期の会話となった。母の言葉を思い出すたび、私の胸には温かいものが湧いてくる。

しかし、父の場合は少し心残りがある。母を泣かせてきた頑固オヤジと、はねっかえり娘の間には、子どものころから大きな確執があり、私は父が大嫌いだった。だが、その父が老い、母の介護をふたりで行ったことで、何か同志じみた感情が湧いてきて、「お父さん、最期くらいは私が見ますよ」という気持ちになってきた。

だが、コロナ下という状況はあったにしても、結果的には何か月も訪ねられないまま、医療施設のベッドが父の終の住みかになってしまった。

家で一晩過ごした父の葬儀は、翌日となった。母のときには次々と訪れてくれた近所の人たちにも、町会長を通じて焼香の必要はないことを伝え、親戚には無理に葬儀に来ないように連絡した。父が家を出るときに、20人くらいの近所の人たちが自宅の外で見送ってくれた。葬儀も実にこぢんまりしたものだった。

霊柩車に同乗して火葬場に向かう途中、横にいる父に私は語りかけていた。お父さん、コロナと重なったおかげで、ちょっと寂しいお葬式になっちゃったね。でも、まあいいか。戦争も、戦後も生き延びて、お母さんも看取って、96年半、しぶとく生きたんだものね……。

にじんだ窓の外には、満開の桜並木の道路が続いていた。

「安静仰臥《あんせいぎょうが》」が引き起こすこと

母に続く父の遠距離介護は約4年間だったが、そのうちの9か月間、父は病院と医療施設のベッドの上にいた。2019年7月に自宅で転倒し、念のためにと検査入院したのがその始まりだった。

95歳という年齢に加え、フレイルが進んで歩行がおぼつかなくなっていた父は、当時、要支援2から要介護1になったばかり。「何もなければ、入院は2週間程度」といわれていたのが、誤嚥性肺炎を起こして入院が長引き、1か月であっという間に「寝たきり」状態になった。

人は寝たきり状態が1週間続くと、筋力が10〜20％、骨量が1％低下していくといわれる。そして、筋力低下や関節緊縮、心肺機能や咀嚼嚥下機能低下、低栄養や骨粗しょう症の進行、認知機能の低下やうつ症状を招く「廃用症候群」が起こり、環境の変化がストレスとなって、認知機能の低下やせん妄などを引き起こす。

病院での「安静仰臥」が引き起こす弊害については、私自身、さまざまな機会を通じて学んできたつもりだった。しかし、父がこれほどすばやく寝たきり状態になることには、不覚にも思い至らなかった。

高齢者のとくに急性期病院での「入院あるある」は、病状や行動が不安定な人へのバルーンカテーテルの留置とオムツの装着、認知症状のある人への身体拘束、そして誤嚥性肺炎防止などの理由によるやわらか食の提供や経管栄養だ。

父の場合、認知機能はちゃんとしていたので拘束されることはなかったが、膀胱がんで尿のコントロールが困難との理由で膀胱留置バルーンカテーテルがつけられ、おまけにオムツも常時つけられた。そして、誤嚥性肺炎のリスクがあるからという理由で、やわらか食となった。

オムツがいつもつけられていると、それに慣れてしまう。食事もやわらかいものばかりだと摂食嚥下機能が失われる。そこで、トイレに自分で行かせることと、食事を普通食に戻すことを、面会のたびに看護師に依頼した。

リハビリもしているというが、父の場合は1日30分の機能訓練。しかも、本人が訓練室に行きたがらないときには、ベッド上での軽いリハビリだけ。できるだけベッドから下り、歩かせたり座らせてほしいということも繰り返し頼んだが、話は聞いてくれるもののリスクがあるのでむずかしい」「本人が嫌がるので無理強いはできない」と言うばかりだった。

リスク管理が優先される病院

これには、医療事故を恐れ「リスク管理」を優先する病院の意識に加え、日本の急性期病院の医療提供体制の問題がかかわっている。高齢者の人口増加と高齢化で入院患者に占める高齢者の割合は年々増え、いまや急性期病院の入院患者の7割以上は高齢者だ。

しかし、看護職員の数は高度急性期・急性期病棟で「7対1」(患者7人に対して看護師1人)看護体制が2006年から変わっていないばかりか、急性期では「10対1」の病棟も少なくない。回復期・慢性病棟では「13対1」「15対1」と、さらに少なくなっている。

こうした人員不足の結果、病院ではトイレに連れて行く時間を節約するために患者にオムツをつける。食堂に行くかわりにベッド上で「やわらか食」を食べさせ、誤嚥が心配だからと「差し入れ」を禁止し、「本人が嫌がるから」とリハビリをスキップ。看護師とおしゃべりする時間もないので、患者は終日寝て過ごすしかないという日々が、当たり前のように続いていく。

かくして、入院すると「寝たきり」になるという「入院関連機能障害」の構造ができあがる。コロナ下の病院では、こうした傾向がいっそう顕著になった。

自宅や施設から軽症や中等症の高齢者が救急搬送されて急性期病棟に入院し、ＡＤＬ（日常生活動作能力）が落ちることで要介護度が悪化していることを重く見た厚生労働省は、２０２４年の診療報酬改定で地域に根差した中小病院を対象に「地域包括医療病棟」を創設した。誤嚥性肺炎や尿路感染など高齢者の救急患者を想定したこの病棟では、リハビリと栄養管理で心身の機能低下を防ぎながら入退院支援をし、地域の介護との連携で在宅復帰を早期に目指すことに、「地域包括医療病棟入院料」（１日３０５０点）をはじめ、さまざまな加算をつけている。

終末期は両親と過ごす密な時間

父が入院した急性期病院は、悪い医療機関ではなかった。医師は予後も含めてちゃんと説明してくれたし、看護師の笑顔も朗らかだった。しかし、そんな医療機関でも入院中の寝たきりなど、患者の「入院関連機能障害」は起こる。

それを防ぐには、可能であれば家族が足しげく病院を訪ね、本人の「生活力の回復」をはかりながら希望を聞き、一日も早い退院を心がけながら、自宅復帰や施設入居の準備を早めに進めていくことが必要だ。私のような「仕事を持つ、ひとり娘の遠距離介護」では、足しげく病院を訪ねるのは困難だったが、それでももう少し時間を取って病院を訪ね、歩く、話す、食べるなどを後押しできなかったか、という後悔がある。病院には医療はあるが介護はなく、「生活の場」ではないということを、肝に銘じておきたい。

そして、退院後に「どこで、どんな」生活を送りたいのかを本人から聞き出し、自宅に戻るにあたっての環境整備や在宅サービスの準備、施設選びを、できれば入院直後から考えていくことが大切だ。


前にも書いたが、私の父には、母から引き継いだ「訪問もするかかりつけ医＋訪問看護師＋ケアマネジャー＋訪問介護＋通所介護＋福祉用具」の頼れるチームがあった。夜間の不安を本人が引き受け、痰の吸引の問題を解決することができれば「おうちに帰る」ことは不可能ではなかった。

しかし、転倒して一昼夜をひとりで過ごしたことがトラウマとなったのか、あるいは母のいない家でのひとり暮らし生活に疲れたのか、父が選んだのは食事から介助までの「安心」が、とにもかくにもついている病院や施設だった。そして、その施設の選択で、私は右往左往することになるのだが……。

人の生き死にで、私たちは本当にさまざまなことを学ぶ。92歳と96歳。天寿といってもいいほど長生きした私の両親は、長い間、盆暮れしか帰省しなかった私に、7年間の遠距離介護という形で、「密」な数年間を最期に残してくれた。

第2章

いえに帰るために

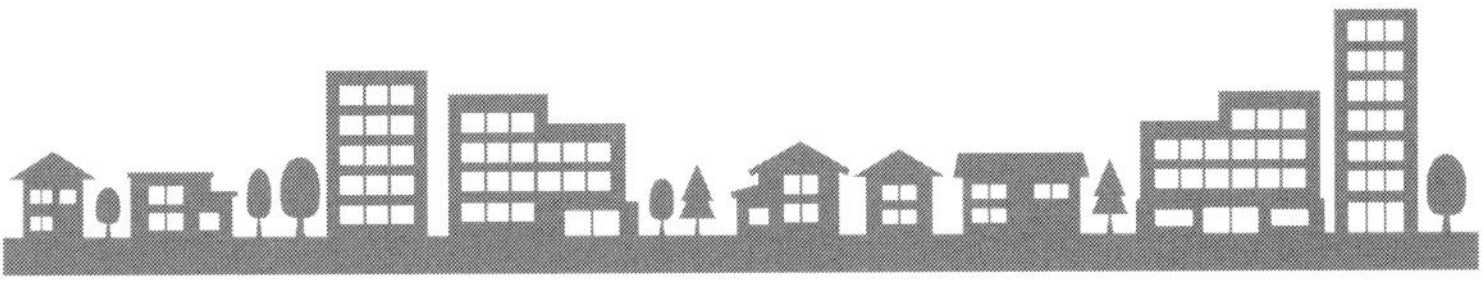

退院支援のスペシャリストに聞く

高齢者の入退院時に考えておくこと

宇都宮宏子さん（在宅ケア移行支援研究所　宇都宮宏子オフィス代表）

うつのみや・ひろこ●1959年、福井県生まれ。病院で訪問看護を経験し、在宅ケアの世界へ。介護保険創設当時、ケアマネジャー・在宅サービスの管理・指導の立場で働きながら、病院から在宅に向けた専門的な介入の必要性を感じ、2002年、京都大学病院で「退院調整看護師」として活動。12年に「在宅ケア移行支援研究所」を起業・独立。医療機関の在宅移行支援、地域の医療介護連携推進、在宅医療推進事業研修、コンサルタントを中心に活動。主な著書・共著に『退院支援実践ナビ』（医学書院）、『看護がつながる在宅療養移行支援』（日本看護協会出版会）、『退院支援ガイドブック』（学研メディカル秀潤社）、『終末期看護　エンド・オブ・ライフ・ケア』（第4章　終末期における退院支援、メヂカルフレンド社）など。

自宅で転倒した父は検査入院した病院で誤嚥性肺炎にかかり、家に戻れないまま医療施設で亡くなった。入院してから、コロナ下の医療施設で96歳の父が亡くなるまでの9か月、まざまざと突き付けられたのは、高齢者が「病院に入院すること」のリアルだった。

「入・退院」が訪れたとき、本人と家族はどんなことに留意したらいいのだろうか。「おうちへ帰ろう」を合言葉に、看護師やケアマネジャーに「退院支援」のあり方を伝え続けている宇都宮宏子さんは、私の体験を聞いて「あるあるですよね」と、深くうなずいた。

入院は日常生活の遮断

「入院はその人の生活や人生を遮断するので、まずはできるだけ避けたほうがいいんです。病院というのは、患者本人にとっては非日常の世界。とくに認知機能が低下している人や白内障の人には、白いシーツや白っぽい床が広い空間に見え、ベッドから立ち上がるのも崖みたいで怖い。手すりを放さずに固まっていると『リハビリ拒否』なんて言われ、家では普通に暮らしていた人が、入院したとたん『困った人』になってしまう。

だから、入院が本当に必要なのかどうかを、まずかかりつけ医と話し合い、入院するにしてもできるだけ短期間にすることが大切だと思います。入院は片道切符になりやすい。『ひとまず入院』が、『ひとまず転院』となり、暮らしの場へ帰れなくなってしまうことを、まず、知っておいていただきたいですね」

病院医療の現場の意識も、最近では変わってきたとはいうものの、患者を「ひとりの生活者」ではなく、「治療の必要な人」としか見ない傾向がまだまだ続いている。

いっぽう、家族の側にも「治療が必要だから入院させた」という意識があり、本人が入院生活のなかでどうなっていくのか、退院後の生活をどう考えているのかには思いがなかなか至らない。

私自身も「念のため」の検査入院だから、父が家を離れるのはせいぜい1週間と能天気に考え、高齢者の入院への危機感が欠けていた。

「病院では医療者も家族も『病気を治す』ことにしか意識が向いていないことに加えて、経過報告や治療方針についても本人不在になりがちです。本人は患者である前に、自分の人生を生きてきたひとりの人間。そこを医療者も家族も、まず考える必要があると思うんです」と、宇都宮さんは言う。

耳が痛い。入院が長引くなかで、私は父に退院後の意向は何度も聞いたが、担当医の説明時に父を同席させたり、説明を伝えて本人の意見を聞くことはなかったからだ。治療方針は担当医と娘の私の間でやり取りされ、「家族の意向」として進められていた。

スムーズにいえに帰るために

病院では病状が落ち着くと、身体機能を回復するために「退院に向けて」のリハビリを開始する。しかし、父はそのリハビリを嫌がり、「疲れる」「痛い」と言って断り続けたために、次第に

「寝かされきり」の状態になっていった。

「お父さんばかりでなく、リハビリ室に行く30分間だけは起きているけど、戻ったらぐったりという人は多いんです。本人が『できる』ことと、病院が身体機能回復として行うリハビリにはギャップがあります。

病院は、『転ばず、安全に入院生活を送る』環境をつくるので、リスク管理のために患者を動かさないようにしてしまう。その状態から独居の住まいや、日中に介護者がいないおうちに患者を帰そうとするから、当然、無理が出る。家族はこんな状態では家に戻れないと思うし、本人も『情けない、人に頼らないと便所もできん』と、当たり前にできていたこともできない自分がふがいなく、自信がなくなってしまうんです」

父が陥ったのも、似たような状況だった。病院看護師と訪問看護師を約10年ずつ経験するなかで、そうしたことを痛感した宇都宮さんは、患者が入院医療から生活の場にスムーズに戻るためのシステムづくりが必要ではないかと考え、京都大学病院の地域ネットワーク医療部看護師として、「退院支援」の活動を始めた。

退院支援とは、「人生の再構築を支援すること」だと、宇都宮さんは言う。

「退院支援が必要になる患者さんは、入院前と何かが変わる人です。①医療管理や処置を引き続き必要とする、②いままでのようには日常生活が続けられない、③治らない病気や進行する病気を持っている、④入退院を繰り返す、などの変化が起きる人で、高齢者の多くが含まれます。でも、こういう状態にある患者さんは、本人自身がつらいし、治癒を目指している医師にとっても、実はつらい場面なのです」

宇都宮さんたちの活動もあって、多くの病院では、主治医や病棟看護師など病棟医療者と、退院支援部門の看護師や医療ソーシャルワーカー（ＭＳＷ）が、入院早期から在宅チームと連絡を取り合い、カンファレンスを繰り返しながら、暮らしの場へ移行するためのシステムをつくるようになった。病院の規模や機能によって違いはあるが、市町村や医師会も仲介役をして、連携ルールなどもつくられている。

病院内でも「地域連携室」「患者サポートセンター」などの相談場所ができた。宇都宮さんがまず勧めるのは、そうした窓口での相談だ。

「どんな流れで退院支援をしているのか、家族としてどんな準備や心構えが必要なのかを知ることが安心感につながると思います」

病院を人生の終着点にしない

病院は「足し算の医療」だが、在宅は「引き算の医療」だと宇都宮さんは言う。病院のような医療のかわりに在宅で必要になってくるのが、暮らし方へのさまざまな工夫だ。

「でも、『暮らしの場が大切』というわりには、医療を引き算して暮らしを丁寧に支えるという考えに、医師や看護師はまだまだ追いついていません」と、宇都宮さん。「暮らしの保健室」などを主宰する訪問看護師の秋山正子さんとも、「病院の医療者よりも、普通の人たちを変えたほうがいいね」と、常々話しているそうだ。

そして、本人や家族には「これからどうなりますか？」とか「退院したあとの生活はどうしたらいいんでしょうか」と、医療者にどんどん尋ねてもらいたいと助言する。

「私は本人や家族に相談されたとき、『2つの視点で考えましょうよ』と言うんです」

ひとつは病気のこと。退院後、どんなことが気になるのかを本人から聞き出し、訪問診療や看護など医療について看護師や、相談室のソーシャルワーカーと話し合っていく。

もうひとつは生活のこと。食べる、排泄、家のなかの移動、買い物や掃除など。入院前の暮らしを考えながら、退院後どんな支援が必要なのか、ケアマネジャーを交えながら考えていく。

「本当は入院する前から、家族でいろんな話をしておくといいと思うんですが、なかなかむずかしいので、入院したらここがこれからを考える分岐点ととらえ、『寝たきり』や『経管栄養』にされないうちに、一日も早く退院することを考えてほしいですね。暮らしを継続するためには、地域の外来のサポートも必要です。病院はあくまでも通過点。人生の終着点にならないようにしていきましょう」

病院によって違う入院日数

一口に病院と言っても、機能による区分があり、入院日数も違います。

名称	主な機能と入院日数
一般病棟	救急車を受け入れ、急性期の治療を行う。入院日数は平均15日程度。14日以内、15日以上30日未満で入院料が異なる。
回復期病棟	脳梗塞や骨折などの患者に集中的なリハビリを行う。疾患によって決められた発症からの期間内（１～２か月）の転院が必要で、入院期間は最大180日。
地域包括ケア病棟	すぐに自宅に戻るのが難しい患者のリハビリを含めた在宅復帰を支援。入院期間は最長60日。40日以内と以降で入院料が異なる。
療養病棟	医療が必要な状態が落ち着いた人を受け入れる。入院期間は基本的に６か月だが、継続も可能。
緩和ケア病棟	がんなどの病気の緩和治療を行う。平均入院期間は１か月前後だが、２～３週間のところも。
専門病院	がん、小児科、精神科、感染症などの専門病院。入院期間はがんで平均約20日、精神科は平均２～３か月だが１年以上の入院患者も多い。

退院支援の
⇒目指したい姿

入院時
▼入院前(発症前)の暮らしぶりを知る
▼入院目的・治療方針からゴールを予測する

治療期
▼本人・家族の疾患理解把握　**受容支援**
▼医師とIC場面設定　意思決定支援・方向性共有
▼**つらいことだけど、大事な時間、どう暮らしていくか**

移行支援
▼医療、看護の継続⇒在宅医療体制
▼生活、ケアの継続⇒環境整備、ケアサポート
“できることは自分でしたい”　自立支援

［作成：宇都宮宏子］

退院支援・退院調整の3段階プロセス

STEP 1 第1段階

外来（入院決定）〜入院後3日以内

退院支援が必要になる患者の把握
病気の理解・受けとめ、どうありたい？

▼入院（発症）前の生活状況を把握
☞**すでに在宅支援チームがいれば連携**

▼入院理由・目的・治療計画などから退院時の状態像を予測　暮らしが変わる？

▼退院支援の必要性を医療者間・患者・家族と共有

STEP2 第2段階

入院3日目〜退院まで　☞第2・3段階は重なる時期もある

受容支援・自立支援
暮らしの場に帰るためのチームアプローチ

▼継続的にアセスメントし、チーム（在宅＆病院）で支援

▼患者・家族の疾病理解・受容への支援　医療選択の場面

▼「退院後の生活のイメージ」を患者・家族とともに相談・構築　未来の姿
①病状・病態から考える医療・看護上の視点
②ADL・IADLから考える生活・ケア上の視点

▼経済的・社会的な課題がある場合、MSW・行政などによる支援を検討・実施
☞**在宅支援チームとの相談・協働**

STEP3 第3段階

必要になった時点〜退院まで

サービス調整（退院調整）　☞在宅支援チームとの協働！

▼退院を可能にする制度・社会資源との連携調整
インフォーマルな繋がりも大事！

▼必要時、「退院前カンファレンス」「退院前自宅訪問」を実施

▼看護の継続が必要⇒訪問看護導入 or 自院から訪問
安定在宅着地！

［作成：宇都宮宏子］

訪問診療医に聞く

家族の入退院を自身で経験して思うこと

山下晋一さん（東京都内でクリニックを運営する訪問診療医）

いまさら、と言われそうだが、父の入院体験を通じて、病を診て人を見ることの少ない病院医療の対応に、疑問を感じることが増えてきた。東京都内の訪問診療医、山下晋一さんも、自身の父の入退院を通して、病院医療のあり方をあらためて考えさせられたという。

北海道に住むお父さんは、２０１８年12月に自宅でくも膜下出血を起こし、緊急手術を受けた。幸い命はとりとめ、２週間後には会話ができるくらい意識が回復したが、再び昏睡状態になり、一時は「回復は難しいかも」と、山下さんは覚悟した。

病院と訪問診療の「回復の定義」の違い

その後、再び意識を回復したお父さんは、入院から5週間後には「トイレに行きたい」と訴えるようになった。「トイレ排泄に戻すタイミング」だと山下さんは思ったが、看護師は「オムツつけてるから、そこで出していいですよ」と言う。自身が普段手がけている「日常生活を支える」訪問診療の現場と、病院との「回復の定義」の違いを、あらためて感じさせられた。

約2か月間入院した急性期病院では、点滴や経鼻胃管などを抜く恐れがあるからと、お父さんは、両手をミトンで拘束され、１か月間の点滴のあとも、ずっと経管栄養が続いた。排泄はオムツ、人と話す機会もなく、終日寝ているだけの生活。症状が落ち着いたころから、理学療法的なリハビリが、毎日40分ずつ行われたが、それ以外は寝かされきりとあって、お父さんの認知機能は落ち、一日中、ボーッとした状態。筋力もどんどん落ちていくばかりだった。

２０１９年2月、機能回復を期待して、リハビリ病院へ転院した。お父さんと家族の目標は「家に帰る」だったが、「どこまで回復できるのか、退院のメドはどこにあるのかが、病院に尋ねてもはっきりしないのが不安だった」と、山下さんは語る。リハビリ病院でも食事は相変わらずペースト食、排泄はオムツ。１時間のリハビリはあるが、あとは寝かされきりで、終日寝て過ごす日々が続いた。

「平行棒で歩けた」と聞いたところ、院内でインフルエンザが発生し、面会謝絶となった。そして、面会が再開された1か月半後、山下さんが病院を訪ねると、リハビリが中止されたお父さんは、完全に寝たきりとなり、受け答えもできない状態になっていた。

「ショックでしたね。せっかくよちよち歩きができるようになったのに、またゼロに戻されて。家に連れて帰ればよかったな、と思ったんですが、情報が一切ないから手が出せない。認知機能も落ちた父の状態を見て、本当に家に帰れるのかな、と不安になりました」

その後、リハビリが再開され、家族との面会が始まると、お父さんの回復は進んだ。ペースト食は続いていたが、家族がこっそり買ってきた大福なども、喜んで食べるようになった。

「看護師からは怒られましたね（笑）。リスクを最小限にすることが優先される病院では、目の前の現象よりも評価のほうが優先される。在宅では『1回やってみましょうよ』というトライ&エラーができるんだけど、病院ではそのエラーを許さないんです」

山下さんが医師だということは病院も知っていた。山下さん自身も「うるさい家族」ぶりをあえて出して注文をしたが、病院はかたくなにルールに固執した。

在宅復帰の決め手となった弟の決意

家族が「家に帰る」ことを目標にしても、病院側がバリアをつくることは珍しくない。

妻を亡くした山下さんの85歳のお父さんは、北海道の実家で独身の弟と2人暮らし。そのため「在宅は無理でしょう」と、病院は最初から施設を勧めていた。しかし、弟の「僕が看る」という覚悟が自宅復帰の決め手になった。

「介護の経験もなく、自分では料理ひとつしない弟だったので、できるかなぁと不安だったんですが」と、山下さんは笑う。

2019年6月。お父さんは自宅に戻った。急性期病院を含めた7か月の入院中に、山下さんが考えなければならなかったのは、次ページの表のようなことだった。

山下さんは、さらにこう付け加えた。

「僕もそうでしたが、入院中は退院時に本人がどんな状態になっているのか、なかなかイメージが湧きません。でも、それが自宅に戻ったときの介護の現状になるので、たとえば、3か月のリハビリでどこまで改善しそうか、それはどんな状態になるのかなどを、病院側に具体的に聞く。そして、病院のスタッフには『これからもこの人の生活は続いていく』という視点を持って『家に帰る』ことを意識してもらい、帰宅したらどんなケアが必要かを考える。

僕の場合は、僕が無理なく帰省したり、電話やメールのやり取りができる時間を弟と相談し、ケアマネジャーがついたら、弟のスキルを考えながら、介護サービス、福祉用具の準備や部屋のリフォームについて相談に乗ってもらいました」

リハビリ以外の視点も大事

患者の退院後の最大の課題は「元の暮らしに戻れるか」ということだ。東京に住む山下さん

入院中、考えなければならないこと

- ●急性期病院から、リハビリ病院への転院をすべきかどうか。
- ●リハビリ病院では、どれくらいの期間、リハビリを続けるか。
- ●何をメドに（どの程度の回復状態で）退院するか。
- ●本人はどうしたいのか。
- ●家族での介護は可能か。
- ●よいケアマネジャーはどう選べばいいか。
- ●介護保険を利用するために、どんな手続きと、どんなサービスが必要なのか。
- ●自宅に戻るにあたり、どんな環境整備や在宅サービスが必要か。
- ●退院後の医療との連携をどうするか。
- ●金銭面の課題をどうするか。

は、北海道の弟さんとメールを頻繁にやり取りし、お父さんの希望を聞きながら、リハビリのできるデイサービスを選んだりして、生活を少しでも前の暮らしに戻せるよう、少しずつ進めていった。

退院時のお父さんは、つかまり歩きができ、なんでも食べることができた。問題だったのは入院時から続いている夜間の大量失禁だったが、これは脳外科への通院を再開したことで解決した。原因は入院の2年前、正常圧水頭症の手術でつけたシャント・バルブがゆるんでいたためで、バルブの調整を行ったところ、翌日から尿漏れはなくなり、夜間でも自力でトイレ排泄ができるようになった。同時に極度に低下した認知レベルも一気に回復したことには、認知症に詳しい山下さんもびっくりしたという。

「僕もうかつでしたが、リハビリ病院では、リハビリ以外の視点に欠けがちです。医師としても、入院中の患者の全身をきちんと評価していく必要を再認識しました」

高齢者の入院は命がけ

２０２１年７月、山下さんはコロナ下で会えなかったお父さんを、久々に訪ねた。頭のシャントが不安定で、ときおり尿漏れが再開するなど、調整がむずかしいと聞いていたので「僕のことが思い出せないかも」と心配したが、お父さんは「すこぶる元気でよく食べ、よく歩き、よく話をすることができて」明らかに2年前よりも回復していた。

少しでも以前の生活を取り戻せるようにと、本人と兄弟が努力した2年間。入院すれば、単一の病気はよくなるかもしれないが、高齢者の場合、それ以外の機能は認知機能を含めて落ちる。

「高齢者の入院は命がけだと思いました」と、山下さんはこれまでを振り返る。

「できない理由を挙げるのは簡単です。それでも本人や家族からの自宅に戻りたいという希望を諦めずに叶えるためには、リスクへの割り切りや覚悟をしつつも、最善を尽くすような関わり方が必要だと思います」

２０２４年3月、お父さんは90歳を迎えた。同月に催されたお母さんの17回忌で挨拶を無茶振りされたお父さんは、一人ひとりの顔を見渡しながら、「皆さん、今日はよくお集まりいただきました」と語り始めたという。

「仕事柄スピーチをすることが多かった父は、頭にこびりついている言葉をなんとかたぐり寄せながら、精一杯の笑顔でみんなの期待に応えようとしてくれました。言葉がなかなか出せないと、認知症だからと周囲の僕らが気遣い、コミュニケーションを諦めてしまうことが多くなっていましたが、関わり方によってまだまだ話すことができるのだと思い知りました。その後、父から自発的に話すことが増えたのも嬉しい驚きです」

この日のために古いホームビデオを取り込み、編集したお母さんの映像を見せた。お父さんは何も言わず、飽きることなく、ずっと目を離さずに見つめていた。「母のいない16年間、父は何を感じていたのだろう」と、山下さんはお父さんの姿を見ながら、考えていたという。

（ご本人の希望で匿名としました）

宇都宮宏子のひとこと①

不安定な状況から復活して「トイレに行きたい」と言えたお父さん。私は思わず拍手したけど、病院看護師は、患者の回復力と意欲が出てきたことに、喜びを本人と共有できなかったのだろうか。看護の醍醐味なのになぁ。

「オムツのなかでしてください」と看護師が言ってしまうのは、トイレに行くのは危険だからなのか、安静度の指示を医師まかせにしている看護師チームだからなのでしょうか。

病気の快復を目指すことと同時進行で、生活の場に戻れるための看護、リハビリができていないと、おうちへ帰ることができない患者をつくってしまいます。

お父さんが転院された回復期リハビリ病棟や地域包括ケア病棟は、在宅復帰を目指すための病棟。リハビリ職・看護師・ケア職が、患者のこれからの生活像をチームで共有して、リハビリ・ケアを提供することが求められる場所のはずです。

本人は今回の入院をどう感じているのだろうか。前とは変わってしまったことがあるけれど、これからどんな暮らしを送りたいと思っているのだろうか。本人にとって、いま、何が起きているのか、これからどうなるのかが見えないことには、真っ暗な道を歩いているように不安で、焦る気持ちが怒りへと変わってしまうのは当然ではないだろうか……。

急性期病院では、呪文のように「ひとまず転院」と、入院を継続する病院を探し始めます。しかし、転院の目的が明確になっていないと「問題の先送り」でしかなくなってしまいます。

だから、再び環境を変えるリスクを背負ってでも転院するメリットがどこにあるのかを、退院調整担当者と相談していきましょう。目的を共有することが、本人の気持ちに大きく影響することですから。

家には不思議な力が働きます。退院された6月、お庭に咲いていた花、奥さまの笑った写真があるお仏壇に手を合わせたときの居心地のよさ。何よりそこにはお父さんが生きてきた物語がある。だから、想定外の能力を発揮していけるんですね。

コラム　入院時に用意したいもの

病気の問屋だった亡き母は、旅行用のバッグに入院の必需品を入れた「入院バッグ」を、家に用意していました。いまではちょっとした病院には売店やコンビニがあるし、お金を出せば「アメニティセット」と呼ばれるパジャマやタオルのセットなどもレンタルできる。とはいえ、有料のセットは1日400～600円。救急の場合には便利だけど、お金はできるだけ節約するに越したことはありません。それに殺風景な病室では、使い慣れたもののほうが心休まります。

母がバッグに常備していたのは、記名したパジャマ、タオル、洗顔料、小分けした基礎化粧品、歯ブラシ、コップ、箸、スプーン、下着、爪切り、ヘアブラシ、ポケットティッシュ、小物袋、筆記用具、メモ用紙、小銭、印鑑（三文判）、眼鏡など。これに日ごろの通院で使っている健康保険証とお薬手帳の入ったバッグ、処方薬を加えれば、急な入院時、母のものについては何がどこにあるのかもわからない父でも、バッグをつかんで病院に同行できる。

あらためて入院時に必要なものをリストアップしてみると、母の入院バッグの中身はほとんど完璧でした。母は使っていなかったけれど、意外と忘れがちなのが入れ歯や補聴器、杖。あると便利なのはストロー、割り箸、爪楊枝、耳かき、懐中電灯、耳栓、イヤホン、携帯ラジオ、スマホの充電器、上履き、本など。男性の場合は髭剃りも必要だし、病院のインターネット環境にもよるけれど、小型パソコンが必需品となる人もいるでしょう。
入院時の手続きの際には上記の必需品を含む「持ちもの」のほか、「入院誓約書」などの書類も渡され、入院時に記入して持ってくるよう言われます。要介護の人は介護保険証もお忘れなく。

母の場合は必要なものが出てきたら、父や私に家から持ってくるよう頼めばよかったけれど、ひとり暮らしの人や病気の多い人は、入院必需品を入れた「入院バッグ」を見つけやすいところに用意しておくといいでしょう。入院中はベッドの周囲で過ごすことが多くなるため、下着や衣類は着心地のいいものを選びたいもの。

また、救急車を要請したときに備え、自宅の冷蔵庫などに「救急医療情報キット」を用意しておくのもおすすめです。これはプラスチックの容器のなかに自分の医療情報（保険証・診察券やお薬手帳のコピー、血液型やアレルギー、持病、既往症など）や連絡先を入れ、冷蔵庫のドアポケットなど救急隊員が見つけやすいところに入れておくというもので、無料配布している自治体も。プラスチックの容器があれば自分で用意することもできますが、「救急医療情報キットがなかにあります」といったマグネットシートを冷蔵庫の扉に貼り付けておくことも忘れずに。

●救急車を呼ぶか迷った場合は、＃７１１９（救急安心センター）に相談を。

病院内で唯一の福祉職だから言えること

前田小百合さん（三重県立志摩病院地域連携室長／医療ソーシャルワーカー）

まえだ・さゆり●1966年、三重県生まれ。94年、社会福祉士として、三重県阿児町役場に就職、志摩市誕生後は市福祉部署に勤務。高齢者福祉・障害者福祉、地域福祉、在宅介護支援センター、生活保護、地域包括支援センターに携わる。2011年より、公益社団法人地域医療振興協会　三重県立志摩病院に転職。地域連携室室長。

以前から、ぜひインタビューしてみたい人がいた。全国の多職種連携モデルにもなっている滋賀県東近江市「三方よし研究会」のメーリングリストで、病院のソーシャルワーカーの立場から、患者本人と家族に寄り添った書き込みを続けている「志摩の前田」さんだ。

たとえば、「入院中のお金の相談」が話題に上がったときには、こう書いている。

「当院では退院時に誓約書を書いていただき（普通は医事課の業務ですが、つなぎ役で入ります）、『1か月500円か1000円でどうでしょうか。お支払いは後回しでいいんですよ』とお話しすると、『次の年金が入ってきたら、半分くらいは払えるで』という方もいれば、『月1万円までにして』という方もいます。入院中、不安なことがあったとき、遠慮なく相談できる存在としてソーシャルワーカーがいますが、知られていないのかもしれません。患者さんが言い出しにくいことを言えるよう、頑張らないといけないですね！」

長期入院は、暮らしの質を下げる

病院から地域に戻るとき、大きな役割を果たすのが医療ソーシャルワーカー（ＭＳＷ）だ。病院で唯一の福祉専門職（社会福祉士）として、入院費のことから、制度の利用法、地域のケア資源の紹介、退院調整、自宅の環境調整、さらには患者と家族の心のサポートまで、幅広い「相談援助」を行う。病院から自宅などにスムーズに戻れるかどうかは、病院のソーシャルワーカーの力量にかかっているといっていい。

前田さんが「地域連携室」の室長として勤務するのは、三重県立志摩病院。伊勢志摩国立公園のなかにある人口約5万人の志摩市唯一の総合病院だ。市の高齢化率は40％を超え、独居・老々介護、低所得など、多くの地方都市同様、深刻な地域課題を抱えている。病院の入院患者も高齢者が圧倒的に多い。

同病院（３３６床）には72床の地域包括ケア病棟がある。ここは入院患者を地域に戻すのが役割の病棟で、入院は60日間とされているが、全国的には30日程度が平均だ。同病院では入院初日から退院を見据えた支援をしっかりと行っている。

「病院が安心というご家族もいますが、病院に長くいるとどうしてもＡＤＬ（日常生活動作能力）が落ちたり、認知機能の低下も見られがちでいいことがないと、入院前から本人と家族にお話しします。住民学習会でも同じ話をさせていただくので、入院されてきた方も『はよ、帰ったほうがいいな』って言われますね」と前田さん。

そのかわり、退院後の生活について患者と家族の意向をしっかり聞き、退院時には迅速に地域の医療・介護の「在宅チーム」とつなぐ。帰宅を不安がる家族に対しては、医師会と一緒に作成した病診連携登録証を持ち帰ってもらい、「最期は必ず病院が受けるので、帰ってみませんか」と打診する。そして、ひとり暮らしの人には、近隣による見守りの確保や、死亡した場合の死亡届や火葬まで視野に入れて考える。

余命3日程度と言われ転院してきた患者から「家に帰りたい」と聞いたときには、「帰りましょう！」と、翌日の朝から担当医、病棟看護師、ＭＳＷが力を合わせて退院準備。訪問診療からケアマネジャー、介護保険申請、電動ベッドや在宅酸素の手配をし、患者は午後には自宅に戻った。

3週間後、家族に見守られて在宅看取りをした。人口5万のまちだから連携がしやすいのかも

医療ソーシャルワーカーの仕事

療養中の問対の解決 調整援助	退院援助
社会復帰援助	受診・受療援助
経済的問題の解決 調整援助	地域活動

［厚生労働省「医療ソーシャルワーカー業務指針」をもとに編集部で作成］

……と前置きしながら「半日あれば、退院準備は十分できます」と、前田さんは言い切った。

「追い出される」から「家に戻れてうれしい」に

前田さんのバックグラウンドには、市の福祉部署で長年積み上げてきた福祉のまちづくりの実践がある。その前田さんが転職先の病院で見たのは、「医師も看護師も、病院のなかの患者の姿しか見ていない」という不思議な光景だった。

患者は入院と同時に地域から切り離され、退院後も介護や福祉との連携がないまま、病院から一方的に指示が出る。「いやいや、家に戻っても、ちゃんと生活できるようにするのがホントの医療じゃないかって思いました」

２０１１年に同病院の地域連携室長に迎えられるまで、前田さんは市の福祉部署で17年間、高齢者、障害者、地域の福祉にかかわった。認知症の人の支援、見守りネットワークなどを通じて、医療・介護の専門職から市民、商店、企業までの地域連携を進め、「福祉のまちづくり」をしようと頑張ってきた。

そんな前田さんをスカウトしたのが、地域医療振興協会が運営管理を担うことになった再建中の県立病院。さんざん迷ったが「地域の専門職として、地元唯一の総合病院の再生に携わり、地域貢献したいと思った」と前田さんは語る。

「どこにいても私はソーシャルワーカー。なんでも相談できる窓口を病院につくり、医療と地域をつなげたい」と、市で福祉の活動をともにした仲間と一緒に転職した。

前田さんたちがまず着手したのは、それまで築いてきた地域のつながりを生かして、退院後の生活を支えること。患者や家族の意識を「病院から追い出される」から「家に戻れてうれしい」に変えることだった。そして、介護保険事業者との連絡会を手始めに、病院のスタッフと地域の信頼関係をつくり上げ、さらに医師には「家は無理だから施設へとは、絶対に言わないように」と依頼した。

「先生が『無理です』と言うと、帰れる人でも、家族は『施設』に入るしかないと思ってしまう。だから、『在宅が無理かどうかを決めるのは、先生じゃありません。本人であり、家族であり、地域の事業者さんたちとの話し合いです。先生は余計なことを言わないでくださいね』と繰り返し言いました（笑）」

希望をできるだけ聞き取る

「ソーシャルワーカーは、家族も含めた包括支援ができる人。私たちを上手に使ってください」と言う前田さんに、その具体的な方法を聞いてみた。

「先生や看護師さんたちに言いたくても言えなかったことや、納得できなくても『わかりました』と言っちゃったことがあったら相談してくださいと、患者や家族の方に伝えています。希望はそれが叶えられるかどうかはともかく、いったん全部言っていただけると、私たちも動きやすいんです」

本人と家族は、入院前と入院時について、どんなことを心得ておいたらいいのだろうか。

「繰り返しになりますが、入院で安心は得られても、ADLや認知機能は必ず落ちます。そこをまず知ってほしいですね。それと、病院の相談窓口がどこにあるのかを調べておくこと。介護が必要になったときも想定し、相談できる場所を、最初に知っておいたほうがいいと思います。

ウチの場合、正式名称は『地域連携室』なんですが、外向けには「地域連携センター　医療・介護・福祉の相談窓口」という看板を、1階の受付近くにドーンと出しています。そういう案内がないところでは、患者や家族は『何病棟の誰々ですが、担当の相談員さんを』と、最初は電話でもいいので連絡してみるといいと思います」

「病院におまかせする」のではなく、自分たちの希望や疑問をはっきりさせるために医療ソーシャルワーカーたちを使ってほしい、という。そうすれば、入院生活と退院後の生活への道筋が、開かれていくだろうからと。

病院に命を握られている、と思うから、患者や家族は臆病になる。全国の病院に1人ずつ、前田さんのようなソーシャルワーカーがいてくれたら……と思うが、患者や家族側からの踏み出しも大切だ。地域のケアは医療・介護だけでつくるものではなく、そこに暮らす住民が加わることによって実現していくのだから。

宇都宮宏子のひとこと②

訪問看護を始めたころの私に、「あんた、病気のことしか見てへんなぁ」と厳しい意見を言ってくれたのは、高齢福祉課ケースワーカーの社会福祉士でした。介護保険制度が始まる前の時代に訪問看護を始めていたので、当時、ケアマネジャーはまだいなくて、行政の高齢福祉課や生活保護、障害関連のケースワーカーが、本人だけではなく世帯全体を見ながらケースマネジメントをやっていました。

30代の私は訪問看護師として「病状の悪化を食い止めないといけない」「いまの生活状況や自

宅環境では、病気を安定させられない」と、怖〜い顔をして本人や家族、在宅ケアチームの人に指導しようとしていたのだと思います。病気を抱えながら、老いに伴う暮らしづらさと折り合いをつけて暮らしている人に、伴走支援するという意味を教えてくれたのが社会福祉士だったなぁと、思い起こしました。

病院のなかにいる唯一の福祉の専門家、患者の尊厳を守る砦であってほしいと、医療ソーシャルワーカーたちに期待しています。

ときには本人や家族の代弁者として、医師や看護師たちと対峙しなくてはいけない場面もあります。そういった体験を積み重ねながら、患者・家族はもちろん、地域からの信頼、そして病院医療者の意識を変えていくキーパーソンとして、医療ソーシャルワーカーは活動しています。

いま、多くの病院では、医療ソーシャルワーカーと看護師の2つの専門職が、地域連携室や患者サポートセンターといった部署で「おうちへ帰ろう」を支援しています。そこは病気のことだけではなく、気がかりなことを相談できる人がいる場所であり、解決の糸口を一緒に考えてくれる部署です。入院中だけではなく、外来通院時や入院が決まったときから相談することで、安心して医療を受けることにつながる。ぜひ、活用してほしいと思います。

コラム　差額ベッド料のトラブルをなくすために

入院時にかかるお金のなかでわかりにくいのが「差額ベッド料」。緊急入院の際「空きベッドがない」と個室に入れられてしまうこともあります。厚生労働省の調査によると、公的な医療保険でカバーされない差額ベッド料の2022年の全国平均は約8300円。都道府県間で大きな差があり、東京の平均は1日2万円近く。もっとも安い秋田では約3500円でした。

1週間の入院で差額ベッド料を請求されると、都市部だと10万円を超えることもあります。患者が希望していれば、支払うのは当然ですが、負担したくないのなら、入院する前に差額ベッド料のない病室が希望だと伝え、差額ベッド室を利用する「同意書」にサインをしない。

入院時にはいくつもの書類にサインを求められるため、よく読まずに「差額ベッド料の同意書」についついサインしてしまうもの。あとで「同意したつもりはない」と抗議しても、署名すると「契約書」を交わしたと判断されるので、くれぐれも気をつけたいものです。

国が定めたルールでは、同意書の提出がない場合と、治療上の必要によるものについては、差額ベッド料は基本的に請求されることはありません。治療上の必要とは、救急や術後の管理のため特別室での治療が必要な場合や免疫力が低下、著しい身体的・精神的苦痛がある終末期などで利用した場合など。厚労省の通達では、本人が希望している多床室が「満床のため特別室に入院させた患者」の場合も、「差額ベッド料を求めてはならない」としています。

差額ベッド料の対象となる部屋は、病院によって違います。差額ベッド料があるのは「個室」だけではなく、①１病室４床以下、②病室の面積がひとり当たり６・４平方メートル以上、③ベッドごとにプライバシーを確保するための設備を備えている、④個人用の私物収納設備、照明、小机、椅子を設置している……という条件を満たせば、４人の相部屋でもその対象になることがあります。病院の受付や待合室など、見やすい場所に掲示されることが義務づけられているので、あらかじめ確かめておくといいでしょう。

個室には入りたくないのに病院側の判断で個室に入れられ、差額ベッド料を請求されたり、料金の支払いができない場合は、病棟師長や医療相談室の医療ソーシャルワーカーに相談してみましょう。病室を替えたり、料金の交渉ができる場合もあります。

それでもラチが開かない場合は、以下に相談を。

●病院のある都道府県の地方厚生局事務所

●認定ＮＰＯ法人「ささえあい医療人権センターＣＯＭＬ」電話０３―３８３０―０６４４
https://www.coml.gr.jp/

ケアマネジャー（居宅介護支援員）に聞く

本人・家族と専門職の間の翻訳が役目

小島操さん（社会福祉士／精神保健福祉士／主任介護支援専門員）

こじま・みさお●１９８４年、東京・飯田橋に開設された東京都福祉総合センター（のちに東京都福祉機器総合センター）の相談調査員として福祉機器の普及開発に尽力。介護保険制度施行時に介護支援専門員となり、居宅介護事業所に勤務。２００６年、主任介護支援専門員取得。法定研修のテキスト執筆や講師、地域でのネットワークづくりや人材育成に貢献。14年より現在まで、練馬区の居宅介護事業所「ケアマネウィズだいこんの花」に勤務。17年より22年まで、特定非営利活動法人東京都介護支援専門員研究協議会理事長を務める。

在宅介護では、ケアマネジャーのよしあしで、本人の生活の質と家族の介護負担が大きく変わってくる。

ひとり暮らしの友人が認知症になり、頼れる親戚もいなかったことから、私は20年前、なりゆきで友人の「主介護者」となった。認知症どころか介護のいろはも知らなかった私が、「家にいたい」と言い張る友人を自宅で8年間介護できたのは、「私たちの仕事は家族・本人と伴走することです」と心強い相談役になってくれた、ケアマネジャーの存在があったからだ。

その後、両親の介護が始まり、最初は母、続いて父と遠距離介護が7年間続いた。母には何回かの入退院もあったが、基本的に月1回の帰省で済んだのは、両親の暮らしの相談役にもなってくれた、ケアマネジャーと訪問看護師のおかげといっていい。

認知症の発症から自宅での看取りまで、母の介護に関わってくれた「ケアチーム」(訪問もするかかりつけ医、訪問看護師、ケアマネージャー、訪問介護、通所介護、福祉用具)は、そのまま父に引き継がれた。父が入院したあとも、ケアマネジャーと訪問看護師は病院を訪ね、「家に帰りませんか?」と言ってくれた。認知症になった友人から父まで。私の20年間にわたる介護は、そうした在宅ケアチームに支えられてきた。

新型コロナ下で困難になった入院

介護を受ける高齢者にとって、いつ訪れてもおかしくないのが入院だ。慢性疾患の悪化だけではなく、転倒骨折、心筋梗塞、脳梗塞、末期と宣告されたがん……。退院時には「寝たきり」になったり、胃ろうをつけたり、入院前の状態とは違った状態で退院することも少なくない。死亡、転院、施設入居などで家に戻れないこともある。

新型コロナ下では、その入院自体が困難になった。加えて、家族が病院に面会に行けないなか、胃ろうなど退院に向けての医療処置の打診を家族が電話で受けることも多かった。

「病院から、いきなり『退院後、どうしますか』と聞かれても、家族はなかなか判断できません。コロナ以前は入院中の本人と会って話をしたり、退院時のカンファレンス（会議）で医師や医療スタッフから直接、本人の状態や退院後の生活への意見を聞くことができました。でも、コロナ感染が拡大してからは、書面やオンラインでのやり取りなので、私たちも答えようがないんです。本人が実際に家に戻らないと、退院後のケアプランが組み立てられないことも多くて……」

介護保険制度スタート時からの超ベテラン・ケアマネジャー、小島操さんはこう話してくれた。入退院時のケアマネジャーの仕事は、「本人がそれまでの生活を、できるだけ続けていけるように調整すること」と「退院後に向けてケアチームを上手に動かしていくこと」だが、対面が難しくなったコロナ下では、それがなかなかできなかったという。

ケアマネジャーの役割

利用者の入退院と退院後の支援への、ケアマネジャーのかかわり方については意外と知られていない。小島さんによると、通常はこんなふうに行う。
① 利用者の入院が決まったら、当日か翌日に入院先の病院の「地域連携室」や「医療相談室」

などに連絡し、「入院時連携シート」などを使って、本人の在宅での情報を伝える。自分が担当ケアマネジャーだと伝え、退院時のカンファレンスには声をかけてほしいと依頼する。
② 入院中も連携室などや家族と連絡を取り、本人とも顔を合わせて様子を把握する。身体の状態が大きく変化しそうな場合は、要介護度を上げるための申請（区分変更）なども検討する。
③ 退院時には病院側とのカンファレンスに参加し、本人の病状や今後の生活への家族の不安、医療側からの意見などを共有する。その際には、病院から訪問看護の導入を依頼されたり、デイサービスでの入浴の注意点、リハビリの進捗状態なども共有されたりする。胃ろうなど医療処置が入った場合には、病院が家族にその方法を教えるが、実際には自宅に戻ってから、訪問診療や訪問看護に頼ることも多い。

「そのほか、退院時の自宅までの移送サービスの手配や、当日から入るサービスなどの調整、福祉用具の手配、退院後のサービスに関してのケアプランの同意、本人が家に戻るにあたっての家族への助言など、退院時の仕事はいろいろあります。利用者によっては、地域包括ケア病棟に移ったり、リハビリ中心の回復期病院へ転院したりしてから家に戻る人もいますので、そこにもかかわっていきますし、退院後も家族のレスパイトもかねて病院と行ったり来たりできるような、地域の病院を探すこともあります」

入院中に、退院直後から介護保険サービスの利用が必要になることもある。病院の連携室が地域の介護支援事業所に電話し、ケアマネジャーを紹介することもあり、小島さんも病院からの依

《チームで支える在宅医療》

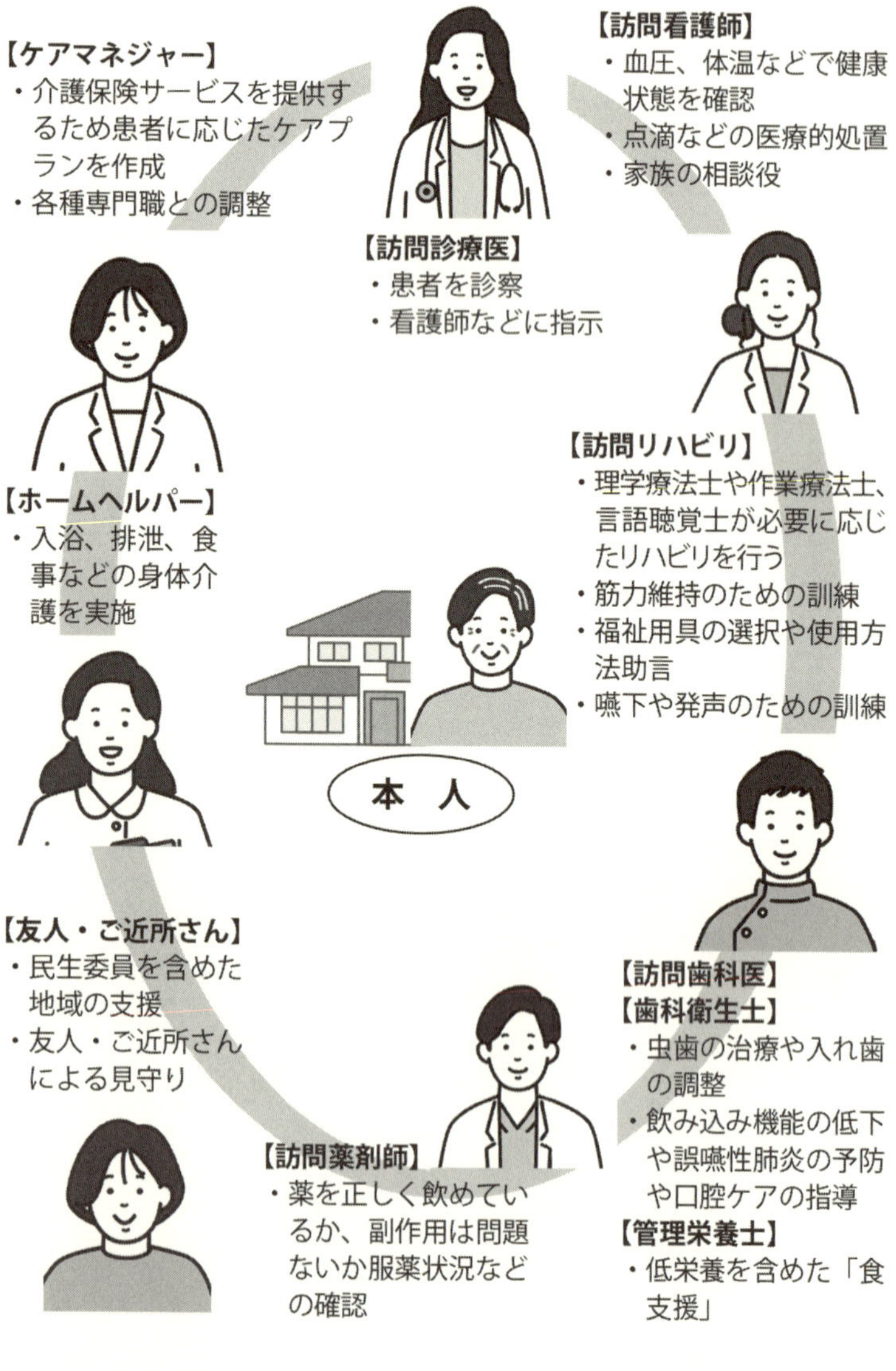

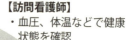

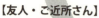

【ケアマネジャー】
・介護保険サービスを提供するため患者に応じたケアプランを作成
・各種専門職との調整
【訪問看護師】
・血圧、体温などで健康状態を確認
・点滴などの医療的処置
・家族の相談役
【訪問診療医】
・患者を診察
・看護師などに指示
【訪問リハビリ】
・理学療法士や作業療法士、言語聴覚士が必要に応じたリハビリを行う
・筋力維持のための訓練
・福祉用具の選択や使用方法助言
・嚥下や発声のための訓練
【ホームヘルパー】
・入浴、排泄、食事などの身体介護を実施
本　人
【友人・ご近所さん】
・民生委員を含めた地域の支援
・友人・ご近所さんによる見守り
【訪問歯科医】
【歯科衛生士】
・虫歯の治療や入れ歯の調整
・飲み込み機能の低下や誤嚥性肺炎の予防や口腔ケアの指導
【訪問薬剤師】
・薬を正しく飲めているか、副作用は問題ないか服薬状況などの確認
【管理栄養士】
・低栄養を含めた「食支援」

頼で、入院患者の家族を受け持っている。

「家族も本人も介護保険サービスの利用は初めてという方がほとんどなので、『介護保険で何ができるの？』という話から始め、在宅ではこれだけの職種の人がいて、チームを組めばこれだけのことができると、具体的に伝えています。初めての介護、とくに退院時の在宅介護は家族には想像できませんから、そこはきめ細かく説明します」

本人の思いを大切に

入院を通じてそれまで深く突き詰めることがなかった、さまざまな問題が顕在化してくることも少なくない。介護者や介護力の不在、家族間の関係性、経済的な問題、本人の思いと家族の思いのズレ……。そして、本人の日々の暮らしも大きく変わってくる。

「退院後に向けて最初に取り組むのは、自宅での環境の整備です。道具や環境がそろうことで本人が自立できたり、家族の介護負担が軽減することがあれば、越したことはありませんから」

ただ、住宅の改修は最初から大がかりにはせず、まずは道具で代用することから始めるのがいいと、小島さんは助言する。

「自宅は本人にとって大事なものなので、その想いを大切にしてほしいですね。便利だからという理由で、すぐに大きな改修や大型の福祉用具を導入する前に、レンタルできるもので試してみて、本当に必要なものを見極めていくことが大切です。最初は嫌がっていた本人も、実際に試すことで納得して継続することが多いです。私は『ほかの人はこういう工夫をしている』という話もしています。介護家族は『自分たちだけが苦しんでいる』と思いがちなので、同じように苦労している人がいると伝えることで、視野が少し広がると思います」

介護家族の多くは、疑問や要望があっても、とくに医療者に対しては聞きにくいし、言いにくい。そんなときも、ケアマネジャーを緩衝材のようにして使ってほしい、と小島さんは言う。

「看護師や理学療法士など、それぞれの職種にダイレクトに聞くのは、最初は勇気が要るので、ケアマネジャーに伝えることで、家族がいろんな職種を利用できるようになっていくといいですね。入院中も家族が医師や医療者と会う場面にできるだけ立ち会って、家族には聞きにくい質問をする。『何でも屋』になってはいけませんが、ケアマネジャーというのは、家族と専門職の間に立って翻訳したり伝えたりする役割なのだろうと思います」

コロナ下では、感染ばかりか入院状況の逼迫でも「いのちの危機」がやってくることを私たちは学んだ。新型コロナは5類感染症になり、季節性インフルエンザなどと同じ扱いになったが、そこで見えてきたことを、ケアの現場でどう生かしていくのか。

さらにヘルパーと同じようにケアマネジャーが減少していくなか、従来のようなきめ細かな相談業務を、どこまで続けていけるのか。現在、利用者は無料となっているケアプランが有料化されたら、必要なサービスの利用を控える人が出てくるのではないか……。小島さんと話しながら、これからの医療と介護を、専門職、介護家族とともに考えていく必要性をあらためて思った。

宇都宮宏子のひとこと③

入院が「片道切符」にならないためには、いくつかのポイントがあります。なかでも重要なのは、日ごろから相談できる医療・ケア専門家を持つこと。なんでも相談できるかかりつけ医はもちろん大事ですが、なかなか医師には相談しづらいこともあるし、暮らしについては医師にはわからないこともあります（失礼！）。

中澤さんの遠距離介護を可能にしてくれたのは、お母さんの「在宅ケアチーム」が、娘さんやお父さんと信頼関係ができていたからでしょう。ケアマネジャーと訪問看護師の2職種が「在宅療養コーディネーター」として、両親とちゃんと伴走してくれていたのでしょうね。

病院看護師に対して、私は「介護保険制度や社会資源など、難しいことは無理に勉強しなくていい」と話しています。ざっくりした知識は必要ですが、地域包括支援センターや担当ケアマネジャーと相談し、協働して移行支援を進めるほうがいい。近所のインフォーマルなつながりも活用しながら、本人に合った「在宅療養コーディネート」を早い時期から相談、協働することが、本人の「それまでの暮らし」を遮断しない退院支援になります。中澤さんの場合、結果的にはうまくいかなかったけれど、ケアマネジャーと訪問看護師が病院を訪ね、「おうちへ帰りませんか?」と勧めてくれたという、この動きがとても大切だったと思います。

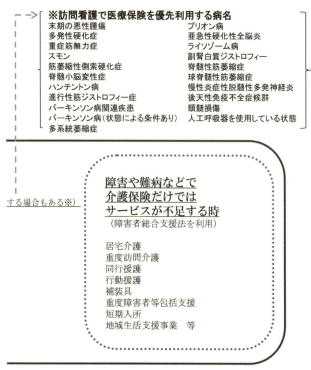

ビスを知りイメージしてみましょう

※訪問看護で医療保険を優先利用する病名

末期の悪性腫瘍
多発性硬化症
重症筋無力症
スモン
筋萎縮性側索硬化症
脊髄小脳変性症
ハンチントン病
進行性筋ジストロフィー症
パーキンソン病関連疾患
パーキンソン病(状態による条件あり)
多系統萎縮症
プリオン病
亜急性硬化性全脳炎
ライソゾーム病
副腎白質ジストロフィー
脊髄性筋萎縮症
球脊髄性筋萎縮症
慢性炎症性脱髄性多発神経炎
後天性免疫不全症候群
頸髄損傷
人工呼吸器を使用している状態

する場合もある※)

障害や難病などで
介護保険だけでは
サービスが不足する時
(障害者総合支援法を利用)

居宅介護
重度訪問介護
同行援護
行動援護
補装具
重度障害者等包括支援
短期入所
地域生活支援事業　等

[出典：東京都退院支援マニュアル　平成28年3月改訂版より]

2021年の診療報酬改定で、退院支援の対象者として「ヤングケアラー」と「長期的な低栄養者」の2つが加わりました。入院というタイミングで気づいたことを適切な支援へとつなげるために、退院が困難な要因をもつ患者を抽出し、地域の関係者と協力する仕組みを評価する「入退院支援加算」が追加されたわけです。これは大切な視点ですが、専門的な支

在宅サービスの種類：在宅で利用できるサー

家で暮らしたい

医療サービスを受ける（医療保険を利用）

- 訪問診療
- 訪問歯科診療
- 訪問看護
- 訪問リハビリテーション
- 訪問薬剤管理指導

介護サービスを受ける（介護保険を利用）

- 訪問介護
- 訪問入浴介護
- 訪問看護（病名により医療保険を優先利用
- 訪問リハビリテーション
- 居宅療養管理指導
- 通所介護
- 通所療養介護
- 通所リハビリテーション
- 短期入所生活介護
- 短期入所療養介護
- 福祉用具貸与・特定福祉用具販売
- 定期巡回・随時対応型訪問介護看護
- 夜間対応型訪問介護
- 認知症対応型通所介護
- 小規模多機能型居宅介護
- 看護小規模多機能型居宅介護
- 住宅改修

援が必要なので、学びから体制整備まで、地域全体で取り組んでほしいと強く願います。

　入院中も途切れることなく、在宅・地域支援者が支援することを当たり前にするためにも、地域での成功事例の積み重ねと、制度的な補償も必要になってくるでしょう。

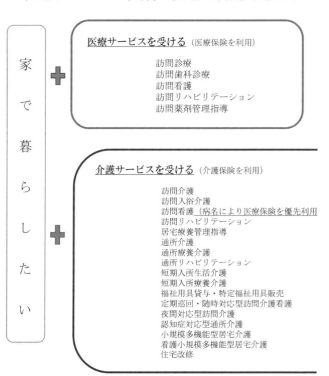

ホームヘルパーに聞く

在宅ケアの「生活の質」を守るには

藤原るかさん（ホームヘルパー／介護福祉士）

ふじわら・るか●NPOグレースケア機構（東京）所属の登録ヘルパー。学生時代に障害児の水泳指導ボランティアに参加したことから、福祉の仕事に興味を持つ。介護保険スタート前からホームヘルパーとして働き、この道30年以上。ヘルパーの労働条件の向上を目指し、介護環境の適正化を求めた公の場での発言も多い。「共に介護を学び合い・励まし合いネットワーク」主宰。著書に『介護ヘルパーは見た』（幻冬舎新書）ほか

要介護になった人たちが自宅で暮らし続けるためには、医療・介護のさまざまな職種が関わることが必要だが、その要になるのが利用者の「生活」を支えるホームヘルパーの存在だ。藤原さんに「在宅でのヘルパーの役割は？」と聞くと、「利用者の生活の総合調整機能を担うこと」という答えが返ってきた。

ヘルパーは利用者がどんなふうに暮らしていきたいのかを聞きながら、本人らしい暮らしを一日でも長く継続できるよう手助けしていく。利用者の生活がどういう状態にあるのかを確認し、

どうしたら利用者が生活を継続できるのかを考え、それをサービス提供責任者などに的確に伝えながら、自宅生活を支援していくことが役割だと考えているという。

「掃除に行ったとしても、ゴミを見れば利用者がどんなものを食べているのか、ちゃんと食べているかどうかがわかります。家の汚れ具合を見れば、その人の健康状態や精神状態もある程度わかる。小銭がたまる一方だったり、冷蔵庫のなかの様子だったり、ちょっとした気づきの積み重ねで、利用者の異変がわかることもあります。ヘルパーが得る情報量はハンパじゃありません。しかし、そうしたことが一般的にはあまり知られていないのが残念です」

家政婦と混同されることもあるヘルパーだが、「家政婦は家事代行、利用者の尊厳や自律を基本に、本人らしい暮らしを一緒につくっていくのがヘルパー」だと、仕事の違いを説明する。

自宅には五感で安心できる自分の位置がある

藤原さんはヘルパーの仕事のなかで、多くの利用者の入退院にかかわってきた。家に戻ると気分的にも体調的にも上向く人が多いという。

「利用者さんたちは長年、寝る、食べる、排泄する、くつろぐ……という生活を通して、自分が安らぐ位置を持っています。それが自宅の持つ安心感なんですね。ヘルパーはちょっと来て、家事をやって帰っていく人というイメージを持たれていますが、小規模の事業所では5年、10年関わっている利用者がすごく多いので、私たちは関わり始めたら10年スパンで考えます。だから、この人は入院してもちゃんと家に戻ってこられる、といったことも、理屈じゃなくわかる。最近では病院でも、そういうヘルパーのスキルを理解する医師が増えてきたので、家に帰してくれるんだと思います」

その半面、認知機能が落ちて病院から戻ってくる人も少なくない。

「元の状態に戻るまでには、3倍から6倍の時間がかかるといわれます。だから、必ずある程度は元に戻るということをスタッフみんなで共有し、慌てずに日常を戻していきます。そして、入院をネガティブにとらえるのではなく、『病院は管理されているから、自分のからだを見直すことができてよかったですね』などと言いながら、掃除などの家事を少しずつ一緒にやっていく。だから『主婦でもできる』と言われ、介護保険から外そうと画策されている『生活支援』は、本当は自立支援のためのとてもいいツールなんです」

入院は人の気持ちを弱くすることを理解する

いっぽう、利用者が初めて介護保険サービスを利用するときには、気をつけなければいけないこともある。藤原さんは退院後、新規に担当した利用者からサービスを始めて1年後、「あのときは本当につらかった」と打ち明けられたことを思い出す。

帰宅にあたってケアマネジャーは、ヘルパーの訪問とデイサービスを1日置きに入れるケアプランを組んだ。それまで介護保険サービスを利用したことがなかった本人は、日替わりの訪問介護とデイサービスに大混乱。それだけでも不穏になっていたが、入院中に古くなってしまったから と、息子が冷蔵庫のなかの食品を全部捨てるようにヘルパーに指示をした。何かを処分するときは、本人に聞きながら行うのが鉄則だが、ヘルパーのひとりが息子の言うままに、全部捨ててしまった。病院から戻ってきて、やっと好きなものが食べられると思ったのに……と、利用者は悔しがる。

「入院を経て帰宅する人は、多かれ少なかれ気持ちが弱くなっています。だから、家では自分の希望を伝えられる人がそばにいるといいんですが、それができないときには、それに近い状態をつくることが必要です。たとえば食事ひとつ取っても、入院中は3食が病院食だったので、やはり自分の好きなものを食べたい。病院食は味が薄いから、濃いめの味を恋しがる人もいます。退院してきた人にいちばん人気のあるのは何だと思います？　うなぎと寿司なんです」

ヘルパーの基本はそうしたことを含めて、ときには声にならない利用者の小さな声を「聞き取るチカラ」だと藤原さんは言う。

「でも、それは介護保険では評価されていません。本当に大切なのはコミュニケーションですが、『家事』と『身体』の支援だけになってしまうんですね」

ヘルパーがいなくなったら「在宅」は？

介護保険では、ヘルパーの仕事は「生活援助」と「身体介護」に大別される。「生活援助」では買い物代行、掃除、洗濯、調理など。「身体介護」では、食事介助、排泄介助、入浴介助、ベッドなどへの移乗や移動の介助、就寝・起床介助など、利用者の身体に直接ふれるケアを行う。

これに加えて、身体介護と生活援助を組み合わせて行う「共に行う家事身体援助（身体・生活）」と呼ばれるカテゴリーがある。たとえば、「利用者を手助けし、安全確認の声かけや確認をしながら一緒に調理や掃除をする」「ごみの分別がわからない利用者と一緒に分別を行う」「利用者を手助けし声かけや見守りをしながらベッドのシーツや布団カバーを交換する」「服薬をそばで見守り、服薬をうながす」など、利用者のＡＤＬや意欲を高めるために、利用者とともに行う自立支援のためのサービスがそれだ。

それぞれの利用者が利用できる時間は、ケアマネジャーのつくるケアプランによるが、「身体介護」では、20分未満から90分以上１２０分未満くらいまで、「生活介護」では20分未満から45分以上までのサービスを受けることができ、「身体・生活」では両方の時間を組み合わせることで、２時間半くらいのサービスを受けることも可能となる。

ヘルパーの仕事には、実際に身体の介助や家事をするだけではなく、利用者と会話をしながら日々の変化を感じ取り、利用者の自分らしい生活をサポートすることが含まれる。利用者や家族の「ヘルパーさんがいて助かった」という言葉のなかには、会話による精神的なサポートや気遣い、見守りへの評価がある。

しかし、介護保険制度ではこうした評価はますます軽視されている。「病院から地域へ」と、国は在宅を軸とした地域包括ケアシステムを推進しているが、高齢者の在宅生活を支えるヘルパーが減少を続けることで、「最期まで在宅」の未来はますます遠のいていく。ヘルパーがこれ以上「絶滅危惧種」にならないためにも、介護保険制度のあり方が大きく問われている。

宇都宮宏子のひとこと④

我が家が持つ力。ずっと暮らしてきた場所、そして続けてきた暮らし方。

そこには、本人のこだわりたいことや、大切な時間、歴史を思い出させるモノがあふれています。

タオル１枚の干し方だって、まさに多様。

措置制度の時代から介護保険が始まったころ、ヘルパーが教えてくれました。

「家事支援こそ、個別性が高いんです。ご本人から、これまでのやり方を伺いながら、こだわりの後ろ側にある、本人の優しさや強さを知る。何より、イキイキと語られる姿を見て、ゆっくり暮らしを再構築していけるな、って思えます」

24時間、医療に管理されている病院から、暮らしの場へ移行するとき、私は、2つの視点で頭のなかを整理することを勧めてきました。医療者だけではなく、患者・家族にも、同様です。

ひとつは、病状・病態予測から考えられる「医療・看護上の視点」、2つ目がADL／IADL（手段的日常生活動作）から考えられる「生活・ケア上の視点」です。

重装備な医療や看護を、暮らしを邪魔しない医療・ケアへ変えていくためにどんなふうに工夫できるかを、在宅ケアチームとともにマネジメントすることで、「帰りたい」を実現することができます。

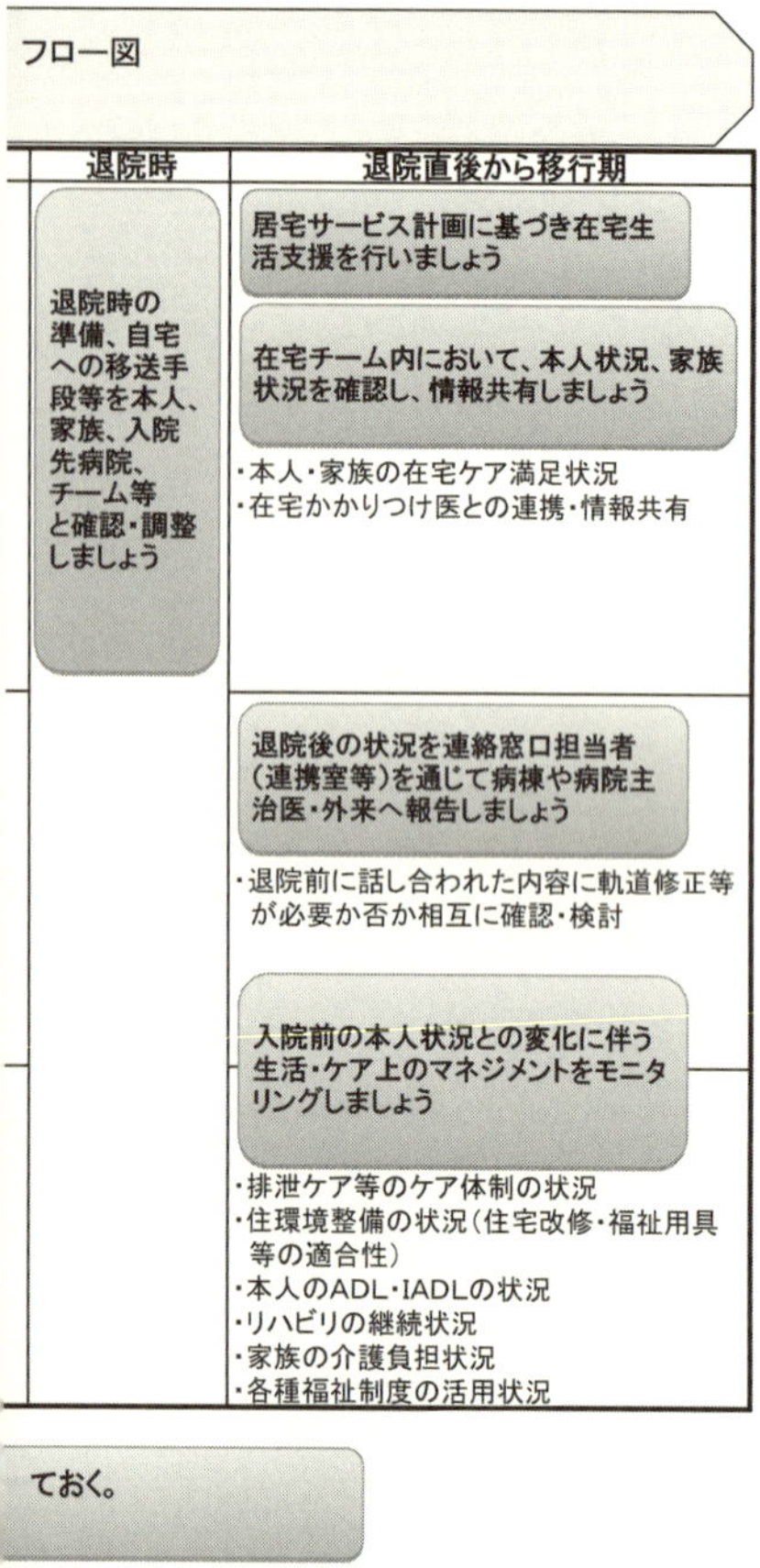
フロー図
退院時
退院直後から移行期
退院時の準備、自宅への移送手段等を本人、家族、入院先病院、チーム等と確認・調整しましょう
居宅サービス計画に基づき在宅生活支援を行いましょう
在宅チーム内において、本人状況、家族状況を確認し、情報共有しましょう
・本人・家族の在宅ケア満足状況
・在宅かかりつけ医との連携・情報共有
退院後の状況を連絡窓口担当者（連携室等）を通じて病棟や病院主治医・外来へ報告しましょう
・退院前に話し合われた内容に軌道修正等が必要か否か相互に確認・検討
入院前の本人状況との変化に伴う生活・ケア上のマネジメントをモニタリングしましょう
・排泄ケア等のケア体制の状況
・住環境整備の状況（住宅改修・福祉用具等の適合性）
・本人のADL・IADLの状況
・リハビリの継続状況
・家族の介護負担状況
・各種福祉制度の活用状況
ておく。
［出典：東京都退院支援マニュアル 平成28年3月改訂版より］

入院前から、関わっていたヘルパーだからこそ、移行期の工夫や、手放したくない本人のこだわりを知っている。退院前カンファレンスに参加したヘルパーの顔を見て、嬉しくて大泣きをした患者

本人・家族・病院・在宅チームで取り組む退院支援・退院調整
暮らしの場に帰るためのケアマネジャーの視点！

時期		入院時	治療開始から安定期	退院に向けての調整期間
方向性の共有		**入院先の連絡窓口を確認しましょう** ・退院調整部門か病棟か **在宅生活における現状と課題を情報伝達しましょう** ・文書（情報提供シート） ・電話 ・病院訪問 ・本人の思い・希望 ・認知機能 ・生活史・大事にしていること	**本人状況の確認をしましょう** ・本人 ・連絡窓口担当者 ・家族 ・電話 ・病院訪問/病状説明同席 ・退院支援計画内容 ・治療方針・今後の方向性 ・入院前と状態像が変化する可能性 ・退院に向けた予測（時期等） ・区分変更の必要性の検討	**入院先医療機関及び家族との連携に基づき、退院支援の進捗状況の確認・在宅移行時の居宅サービス計画案を作成しましょう** ・退院時共同カンファレンス ・本人・家族の思い・希望の確認 ・医療的管理方法の検討・助言 ・受診方法の確認 ・在宅療養後方支援病院の確認と連絡先 ・独居状況や介護状況を考慮 ・入院前と変化したADLに応じサービス変更の必要性を検討（医療・介護サービスや住宅改修・福祉用具の導入等） ・退院直後の訪問看護サービスの必要性の検討（特別訪問看護指示書の必要性等）
療養環境の準備・調整	医療上の課題	**入院したことを在宅ケアチームへ連絡し、情報共有しましょう** ・かかりつけ医との連絡調整	**新たな医療的管理が生じマネジメントが必要な場合、下記事項を検討しましょう** ・訪問看護でのサポートの必要性 ・外来通院している場合、訪問診療医の必要性 ・歯科医・調剤薬局への調整 ・在宅医療資源への新たな調整が必要な場合、「在宅療養支援窓口」からコンサルテーション可能 （参照：巻頭「在宅療養支援窓口」）	**医療処置や介護方法について本人・家族の理解状況や手技の習得状況を確認しましょう**
	生活・ケア上の課題	・成年後見制度利用者については後見人等、地域福祉権利擁護事業（日常生活自立支援事業）利用者については担当者に連絡し、入院中の支援（金銭管理含む）を調整 ※入院中・退院後の調整期間も同様	**ADL低下による生活・ケア上のマネジメントが必要な場合、下記事項を検討しましょう** ・住環境⇒病棟看護師・リハビリチームへ家屋状況を情報提供し、準備調整について相談・検討 ・退院後のリハビリ継続の必要性 ・ケア体制の検討（排泄ケア等）	※認知症の在宅独居者等で地域の見守り支援が必要な場合や高齢者虐待防止・対応が必要なケースは、地域包括支援センターや区市町村窓口に支援を依頼しましょう

・誰とどのような方法でどのような内容について調整するか留意点を示した。

・全プロセスを通して本人・家族から情報提供への同意を得る。もしくはサービス利用契約時に包括的同意を得
・入院先病院は常に在宅チームと共同して取り組む。

もいました。

在宅療養の核になるヘルパーが、自信をもって、ケアを実践できるように、地域で実践知を積み上げながら、ネットワークを創り上げていくことをこれからも支援していきたいと思います。

訪問看護師に聞く

訪問看護は医療の必要な人の在宅生活を支える要

間渕由紀子さん（訪問看護宮沢の太陽責任者／ふらっと相談暮らしの保健室たま主宰）

まぶち・ゆきこ●1950年、秋田県・鳥海山の麓で生まれる。看護学院卒業後、KKR立川病院に勤務。病棟と外来を経由し、同病院で地域連携センター設立と同時にセンター長として病診連携をはじめ医療連携事業の事務局や、地域と病院をつなぐ窓口を担う。退職後、国立市新田クリニックの医療介護相談窓口事業を受諾。居住地の昭島市で訪問看護を行いながら「暮らしの保健室」を立ち上げ、現在に至る。

「最近はケアに手がかかりそうな人や、背景が複雑で対応がむずかしい人の依頼が増えています。近隣の急性期病院からの直接依頼は、がんの末期と難病の人が多いですね。そのほか、家族、近所の人や知人、地域包括支援センター、ケアマネジャーからも入ります。ここには『暮らしの保健室』があるので、訪問看護に加え、なんでも相談ができると期待されているようです」

そう語るのは、東京都昭島市で訪問看護を行いながら「暮らしの保健室たま」を運営する間渕由紀子さん。病院の地域連携室や地域医療の相談室などで、長らく退院調整をしてきた実績と人脈をフルに生かし、退院後の本人が地域で「安心して暮らし続け」、いのちの終わりまで「安心して生きる」ことを後押ししている。

ていねいな説明が安心を生む

さまざまな依頼のなかには、病院やケアマネジャーの説明が不十分だったことから、本人や家族が「むずかしい人」とされているケースも少なくない。病院から訪問の打診を受けたがん終末期の男性は、いったん決めたケアマネジャーと訪問看護を解約していた。しかし、間渕さんが病院の地域連携室の依頼で訪問し、実際に本人と家族に会ってみると、聞いていた話とはだいぶ違っていた。

間渕さんが、イラスト入りのパンフレットをもとに訪問看護についてていねいに説明をすると、「ケアマネジャーから紹介された訪看ステーションでは、何も説明がなく、サインだけを求められた」と、男性は激しい怒りをぶつけてきた。

「そんなふうに、詳しい説明もないままに在宅ケアが始まってしまったという話は、ときおり聞きます。患者や家族に説明をちゃんとしないとか、専門用語の羅列でわからない、というのは〈病院あるある〉ですが、これからは患者と家族も、自分の意見を主張しがちな団塊の世代へとシフトしていくので、在宅ケア側も説明や対応には心しないといけないですね」

嘔吐と腹痛で救急受診をしたら、大腸癌ステージ4と診断され、手術を受けた80代の男性の娘さんから、「暮らしの保健室」で相談を受けたこともある。主治医から手術の説明を受けたが、何を言われたのかよくわからなかった。手術をしなければ退院することになるし、退院したら数日で死ぬでしょうと言われ、娘さんが手術同意書にサインしたが、大柄な父親が退院して家に戻っても、どう介護したらいいかわからないとの訴えだった。

「忙しいこともあるでしょうが、病院には『どんな状態で家に帰すのか』『家ではどんなことが必要なのか』という情報を、在宅側にしっかり伝えてほしいですね。吸引や胃ろう、食事、オムツや尿カテーテルはどうしているのか……。退院の前日までカテーテルを入れていて、尿が出ているのかの情報もなく、『抜いて帰します』みたいなことが、けっこう多いんです。本人にも『家に帰って何がしたいか』を聞いておいてくれると助かります」

医療保険と介護保険、訪問看護は2つある

実は東京都には、宇都宮宏子さんたちがつくった「東京都退院支援マニュアル」（P95参照）がある。ここには「入院時の情報」から、退院後、地域に患者情報を詳しく提供する「看護サマリーシート」までが掲載され、入院から退院時、退院後に取り組むべき事項が段階的に詳しく記載できるようになっている。「本人・家族・病院・在宅チームで取り組む退院支援・退院調整フ

ロー図」（P88〜89参照）など、介護家族に役に立つページもあるので、家族が入院した際には、一度、目を通しておくことをおすすめしたい。

「数は少ないけれど、このガイドラインに沿った個人情報を全部送ってくれる病院もあります。本人の意思決定についても、昔はなかなか聞けなかった。そういう意味では、宇都宮さんたちのチカラは大きいです。ただ、普通の病院は依然として簡単な看護サマリーだけで、『食事はやわらか食、自立』などごく簡単に書かれているので、患者さんの情報がもう少しきちんとほしいところです。いまは病院には退院支援の看護師がいるので、そこは質問などがしやすくなり、私たちも楽になってきていますが」


慢性疾患、難病、末期のがんなど、医療依存の多い利用者の在宅ケアでは欠かせない訪問看護は、退院が利用のきっかけになることも少なくない。訪問介護は医療保険でも介護保険でも利用することができるが、その利用の仕方には、いくつかのポイントがある。間渕さんに聞いた。

「まず、知っておいていただきたいのは、どちらの保険を使うにしても、訪問看護の利用には主治医からの『訪問看護指示書』が必要だということです。そして、もうひとつ。２つの公的保険は両方を同時に使うことができません。病院に入院中は医療保険を利用しますが、退院したら、要介護認定されている人（40歳以上65歳未満の特定疾病認定者含む）には、基本的に介護保険が優先されます」

介護保険と医療保険

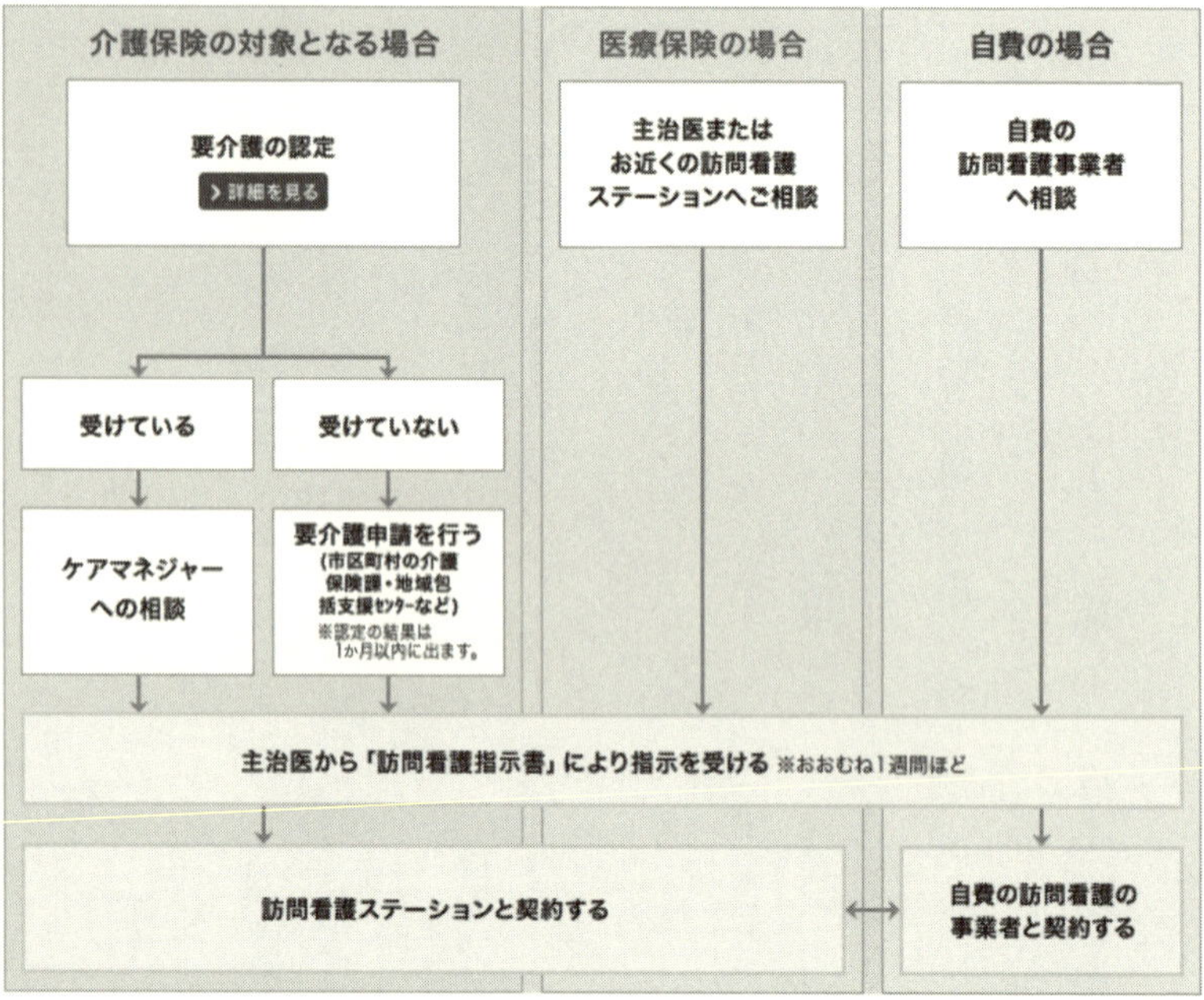

［作成：訪問看護宮沢の太陽］

介護保険では、ケアプランに組み込める支給限度額の範囲であれば、訪問看護の利用回数に制限はない。①20分未満、②30分未満、③30分以上60分未満、④60分以上90分未満までの4区分から必要に応じて、1日複数回でも利用することができる。

また、2か所以上（基本は1人対応）の訪問看護ステーションを利用することも可能だ。「週2回程度」の利用制限があるが、「要支援1〜2」の人たちも「介護予防訪問介護」で利用できる。

これに該当しない人は、医療保険を利用する。医療保険には利用制限があり、基本的な利用制限は、1日1回（30分以上90分以内）週3日まで、看護師は1か所の訪問看護ステーション（1人対応）

となる。ただし、末期のがんやＡＬＳなどの難病、膀胱留置カテーテル、在宅酸素療法、人工肛門／人工膀胱、週３日以上の点滴に該当する人は、要介護認定があっても自動的に医療保険の利用者となり、１日１回毎日、訪問看護を入れることができる。

ざっくりいうと、介護保険では何回でも訪問看護が利用できるが、利用限度額を超えると自費となり、医療保険では週３回と利用制限がある。ただ、①症状が急に悪化（真皮を越える褥瘡がある場合は、14日間が月２回まで）、②看取り期、③退院直後という３つの理由がある場合は、主治医に「特別訪問看護指示書」を発行してもらえば、14日間にわたって時間の制限に縛られず、医療保険で訪問看護が利用できるようになる。

東京都退院支援マニュアル
https://www.hokeniryo.metro.tokyo.lg.jp/iryo/iryo_hoken/zaitakuryouyou/taiinnshienn.html

退院後の生活を支える

２０２１年の介護保険制度改定で、介護保険でも主治医の指示があったり、ストーマ（人工肛門）ケアなど管理料が発生したりする人については、退院当日から訪問看護が使えるようになった。退院で家などに戻るときの医療的ケアや、オムツ交換などを含めた介護支援が訪問看護で集中的にサポートできるので、上手に利用するといいと思う。

訪問看護の仕事は、体調の確認から、医療行為、入浴・清拭・オムツ交換、床ずれの予防や処置、主治医や関係者との連携、リハビリ、食事介助や水分補給から、家族のこころのケアまで、家事援助以外のたいていのことをカバーする。

主治医がいない場合は、訪問看護ステーションが連携している医師に「訪問看護指示書」を書いてもらうこともできる。

訪問看護師は、病院の地域連携室、ケアマネジャー、地域包括支援センター、近隣の訪問看護ステーション、地域の在宅医療の相談室、口コミなど、いろんな方法を使って探してみよう。「暮らしの保健室」が近くにあれば、地域の在宅ケアのナマ情報も詳しく知ることができる。

宇都宮宏子のひとこと⑤

間渕さんにおほめいただいた「東京都退院支援マニュアル」は、産みの苦しみのなか、委員の皆さんと２０１４年につくり上げました。都内の病院でどんな退院支援が行われているのか、どんな課題があるのかを、病院関係者、在宅・地域支援者から順番に話してもらいましたが、めまいを感じるような、一歩間違うと対立抗争になりそうな意見が飛び交いました。

私は「住民目線で、どんな支援や連携ができれば、病院から住み慣れた地域へスムーズに移行し、安心して生活が送れるようになるのかを書き出してみましょう」と提案しました。

入院という選択をして退院の時期を迎えたが、何らかの理由でスムーズな退院が難しいとき、いつの時間経過のなかで、どんな支援を受けるのが望ましいのか。真ん中に当事者を置いて、議論を深めていきました。時間経過（横軸）に沿って、提供する支援・連携（縦軸）を提示したものが「退院支援・退院調整フロー図（「東京都退院支援マニュアル」P11）」です。

「治す医療」から「治し支える医療」へと転換が求められていること。そして、病気や障害がありながら住み慣れた場所で暮らし、できればその延長線上で人生の幕引きを迎えることを可能にするには、いくつかの分岐点があること。その代表的な分岐点になるのが「退院支援が必要な場面」であることを一般の人にも伝えたい。そして、医療や介護を「自分ごと」として考え、生活の再構築をしてほしいという願いを込めてつくりました。

マニュアル作成後、病院関係者を対象にした研修を3年間実施しました。研修にはそれなりの効果はありましたが、「熱い思いを持ったケアマネジャーや訪問看護師が、どれだけいるのか」「当院の患者は退院したがらないし、家族も病院に頼りがち」といった反応がありました。そうした研修結果を踏まえ、4年目からは地域支援者と病院関係者が合同で研修するスタイルに変えました。効果抜群でした。

ケースをもとにグループワーク。地域の課題をそれぞれの立場から発信し、解決の糸口を議論します。新型コロナ下でもリモート開催で継続しました。

病院での支援者と地域での支援者がひとつのチームとなって、お互いをリスペクトしながら在宅移行支援をともに進め、退院後の様子もフィードバックしながら、実践を重ねていきます。地域の連携力がついてきたところ、まだそこに至らないところ、地域差はまだまだありますが、お互いの強みを活かし、弱みをサポートしながら、ひとつのチームになることで、成功体験を増やしていけたらと願っています。

コラム　介護に利用できる障害者のための制度

医療費や介護の費用を軽減するには、「高額療養費制度」や「高額介護サービス費」、入院時の高額療養費が早く戻る「限度額適用認定証」、確定申告の「医療費控除」などがありますが、意外と知られていないのが、要介護者も障害者のための制度が利用できること。

障害者が20歳から受給できる「障害年金」では、病気やケガで、暮らしや仕事が困難な状態が1年半以上続いている65歳以下の人（心身障害、知的障害、精神障害のほか、脳血管障害、高次脳機能障害、認知症、ぜんそく、心臓病、腎不全、人工透析、がん、糖尿病合併症、人工肛門、難病など）も、状態によっては対象になり、障害の程度などで年金額は変わりますが、土台になる「基礎障害年金」だけでも平均月額7万～8万円がもらえます。

障害者の障害者自立支援法に基づく「自立支援医療制度」の「精神通院医療」では、認知症、高次脳機能障害、薬物依存症の人も対象になり、医療費が誰でも1割負担に軽減されます。このほか、状態によっては、「特別障害者手当」「障害者認定」や、市町村が助成する「重度心身障害者医療助成制度」の対象になるので調べてみましょう。制度を利用するには指定された医療機関の精神科医の診断・意見書が必要です。認知症の人や身体に障害が出て介助が必要な人は、確定申告の「障害者控除」も忘れずに。

自立を支援する環境づくりに役立つ福祉用具

山上智史さん（株式会社K-WORKER環境改善部統括部長）

やまうえ・さとし● 1981年、埼玉県蓮田市生まれ。福祉用具専門相談員、遺品整理士。ホームセンターでの勤務を経て2007年に㈱K-WORKERに入社。ヘルパーなどを経験し、09年より福祉用具担当に。20年より現職。ホームセンター、ヘルパーなどの経験を生かした独自の福祉用具の利用法を「新宿食支援研究会」などで発信している。

病院から家に戻るとき、戻ってきた本人の状態に合わせ、生活環境を整えることは大きな準備のひとつとなる。からだの機能が落ちて戻ってきた高齢者には、家のなかでの動き方が変わり、福祉用具が必要になることも多い。そこで大きな役割を果たすのが福祉用具専門相談員。福祉用具をレンタルする事業所で働く専門職だ。

実はこの仕事についての、私のイメージを一新させてくれたのが山上さんだった。「最後まで口から食べる」を合言葉に、訪問歯科医の五島朋幸さんが2009年に立ち上げた「新宿食支援研究会」。在宅医療と介護の有志が集うその勉強会で、食べるときの姿勢の大切さに触れながら、さまざまな食を支援する福祉用具を、なんとも楽しそうに紹介していた山上さんの姿が、鮮やかに記憶に残っている。

退院までの準備

「福祉用具専門相談員は一般的には、福祉用具について相談できる人、というイメージですが、私は利用者さんの自立を支援する環境づくりをする専門職だと考えています。環境が大きく変わるのが、病院から在宅へ移行するときです」と、山上さんは言う。

からだの状態が変わることが多い退院後、とくに福祉用具を必要とするのは、脳梗塞で片麻痺となった人や、入院で全身のフレイルが進んだ人だ。福祉用具は介護保険を利用すれば1～3割でレンタルできるものが多く、ケアマネジャーがなじみの事業所などを紹介することが多い。

依頼を受けた事業所の福祉用具専門相談員は、病院の退院カンファレンスに参加し、退院後、利用者に必要となる福祉用具を考える。山上さんは病院側から本人の状態を聞くと、退院前に本人の自宅を訪ね、寝室、風呂場、トイレなどを見て、移動時の向きや使われ方などを必ずチェックする。

「病院ではトイレで立ち座りができても、実際に測ると病院の便座の高さは42センチ、自宅は38センチと、4センチの差がある例もありました。病院のリハビリ医に相談すると、『自宅の便座でも立ち上がれるよう、退院までにしっかりとリハビリしておきます』と言ってくれました」

退院まで時間があれば、歩行器などを病院に運び、使い始めてもらうこともある。そうすれば在宅生活を想定したリハビリを病院で行うことができ、医師や理学療法士と一緒に、本人の自宅復帰に向けて知恵を絞ることもできるからだ。

自宅で本人が利用する福祉用具には、さまざまな種類がある。

「歩いて帰ってこられる方なら、まずは歩行器。食事はベッドから離れるはずなので、室内に手すり、玄関に段差があればそこにも手すりを考えます。お風呂の環境も整え、ベッド上での生活が長くなりそうな方には、ベッドとベッド周りを整備し、介護者の負担の軽減も考えます」

自宅訪問時に山上さんは「畳の目」の方向も確かめる。方向によって、本人の足の踏ん張りがきかず、滑ってしまうこともあるからだ。

「下肢の筋力が低下している人は、畳の目に直交したほうが滑らずに立ち上がりやすいので、それも考慮してベッドの位置も決めます。見ないとわからないので、退院前に自宅を見に行くのは、とても大事だと思いますね」

福祉用具の進歩は日進月歩。種類も豊富で、車いすひとつ取っても、レンタル可能なものが数百種類ある。レンタルできる福祉用具は次ページのとおり。

種目	サービス対象者						機能又は構造等
	要支援	要介護					
		1	2	3	4	5	
車いす 			○	○	○	○	自走用標準型車いす、普通型電動車いす、又は介助用標準型車いすに限る。
車いす付属品 			○	○	○	○	クッション、電動補助装置等であって、車いすと一体的に使用されるものに限る。
特殊寝台 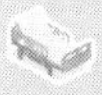			○	○	○	○	サイドレールが取り付けてあるもの、又は取り付け可能なものであって、次のいずれかの機能を有するもの。 ●背部又は脚部の傾斜角度が調整できる機能 ●床板の高さが無段階に調整できる機能
特殊寝台・付属品 			○	○	○	○	マットレス、サイドレール等であって、特殊寝台と一体的に使用されるものに限る。
床ずれ防止用具 			○	○	○	○	次のいずれかに該当するものに限る。 ●送風装置又は空気圧調整装置を備えた空気マット ●水等によって減圧による体圧分散効果をもつ全身用のマット
体位変換器 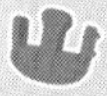			○	○	○	○	空気パッド等を身体の下に挿入することにより、居宅要介護者等の体位を容易に変換できる機能を有するものに限り、体位の保持のみを目的とするものを除く。
手すり 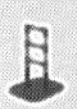	○	○	○	○	○	○	取付けに際し工事を伴わないものに限る。
スロープ 	○	○	○	○	○	○	段差解消のためのものであって、取付けに際し工事を伴わないものに限る。
歩行器 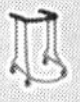	○	○	○	○	○	○	歩行が困難な者の歩行機能を補う機能を有し、移動時に体重を支える構造を有するものであって、次のいずれかに該当するものに限る。 ●車輪を有するものにあっては、体の前及び左右を囲む把手等を有するもの。 ●四脚を有するものにあっては、上肢で保持して移動させることが可能なもの。
歩行補助つえ 	○	○	○	○	○	○	松葉づえ、カナディアン・クラッチ、ロフストランド・クラッチ、プラットホーム・クラッチ及び多点杖に限る。
認知症老人徘徊感知機器 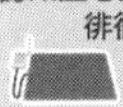			○	○	○	○	認知症老人が屋外へ出ようとした時等、センサーにより感知し、家族、隣人等へ通報するもの。
移動用リフト（つり具の部分を除く） 			○	○	○	○	床走行式、固定式又は据置式であり、かつ、身体をつり上げ又は体重を支える構造を有するものであって、その構造により、自力での移動が困難な者の移動を補助する機能を有するもの（取付けに住宅の改修を伴うものを除く）。
自動排泄処理装置 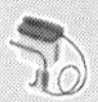	排便機能を有するもの						尿又は便が自動的に吸引されるものであり、かつ、尿や便の経路となる部分を分割することが可能な構造を有するものであって、居宅要介護者等又はその介護を行う者が容易に使用できるもの（交換可能部品（レシーバー、チューブ、タンク等のうち、尿や便の経路となるものであって、居宅要介護者等又はその介護を行う者が容易に交換できるものをいう。）を除く。）。
					○	○	
	それ以外のもの						
	○	○	○	○	○	○	

［出典：一般社団法人全国福祉用具専門相談員協会ホームページより］

「だから、入院中に病院のリハビリ専門職や看護師に詳しく聞くといいと思います。専門職が福祉用具を選ぶには、理由があるんです。病院でもその用具を選んだ理由が必ずあるはずなので、『なぜ、この車いすを使っているんですか？』とか『在宅でもこれでいいと思いますか』など、疑問に思うことを聞くといいですね」

病院の車いすは種類が少ないが、在宅では選べる幅が広くお試しもできる。知識のある医療者なら、「本当はこういうタイプが理想です」などと、教えてくれるかもしれない。

落ちた機能を戻す福祉用具

福祉用具貸与（レンタル）事業所を選ぶポイントを、山上さんが教えてくれた。①電話したときの対応が早い、②提案の幅が広い、③代案を用意できる、の3点だ。

「②と③は、見落とされがちなところ。ウチは20種類以上のカタログから選んでもらえます。扱いがない場合は代案を出しますし、それでも見つからない場合は、扱っている事業所を紹介します。わからないから利用者や家族が一生懸命聞いているのに、『ありません』『できません』と答える事業所は、それだけでアウトだと思います」

福祉用具専門相談員の役割は、病気などで落ちてしまったその人の「持っている力」を引き出すことだと、山上さんは言う。

「リハビリは筋力を鍛え、いまある機能が10だったら、それを11、12に上げるためのもの。僕らの役割は、10の機能があるのに8になっている人を、用具などを使い環境を工夫して、10に戻すことだと思うんです」

福祉用具は、その工夫のための選択肢のひとつ。世の中にある多くのモノは、使い方次第で福祉用具になり得ると考える山上さんは、１００円均一商品の使い方の達人でもある。

「福祉用具のいいところは、まず〈モノ〉であること。人に立たせてもらうのには気を遣うけど、モノだったら気を遣わなくていい。２番目はレンタルできること。実際に試して自分で判断できます。そこが福祉用具の強み。そして、３番目が交換できること。ここがいちばん大事かな。なぜなら人のからだはどんどん変わっていくからです」

とくに高齢者の身体の状態は、悪い方向に変わっていくことが多い。

「からだの変化に合わせ、福祉用具も替えていくという発想は、とても大事です。この3点を福祉用具の長所として考え、人の力で解決するのかモノで解決するのか、その方法とバランスを考えていっていただきたいです」

福祉用具レンタルへの逆風

福祉用具には、使うことで姿勢が崩れたり、用具に頼り切ってしまうなど、デメリットもある。そうした福祉用具のプラスとマイナスの面についても、相談員に聞いてほしいと山上さんは助言する。

「福祉用具に抵抗のある人には、まずは『お試し』のシステムを利用していただくといいと思います。『いつでもお返しいただけますよ』と言うと、『じゃ、使ってみようか』となるかもしれませんから」

実は亡くなった私の父はフレイルが進み、座卓からの立ち上がりが困難になっていた。椅子とテーブルに替えるのはどうしてもイヤだと言うので、最初は立ち上がり支援機能のある座椅子を考えた。「お試し」で使ってみたが、立ち上がりのたびに昇降レバーを操作するのが面倒だったらしく、数日使った結果「これはいらん」。それでは……と福祉用具専門相談員が、次にすすめてくれたのが、置き型手すりの「お試し」だった。

置き型手すりの底には、倒れないよう重い鉄板がついている。最初はその見栄えがイヤだと抵抗した父も、手を置くと楽々立ち上がれるとあって、レンタルの導入に同意した。

「お試し」は無料で1週間程度できるので、合わなければ返却すればいい。退院に合わせて新規で電動ベッドや車いすをレンタルするときも、急いで契約せずに、まずは「お試し」を相談してみてはどうだろう。福祉用具の使い勝手は人それぞれなので、自分に合うものを納得して選ぶことが大切だ。使っているうちに「合わない」といった不具合が出てくることもある。

「そういう場合は、まずはケアマネに伝えてください。とくに入院中は寝ていることが多いので、床ずれができていたり、便通が悪くなっていたり、姿勢が傾いた状態になっていたりすることが多いです。そういうことが起こっている可能性を退院の際、家族があらかじめ知識として知っているといいと思います。なぜそれが起こるかがわかっていれば、対処の仕方はいろいろあります。ご本人、ご家族と一緒に考えていきたいですね」

しかし、いま、福祉用具には逆風が吹いている。レンタルできるベッドや車いすなどの大型福祉用具には、すでに価格の「上限」が設定されている。それに加えて、２０２４年介護保険制度改定では、現在レンタルできる歩行器や手すりなど「安価」なものを「買い取り」にすることが財務省から提案された。

福祉用具はこれまで、入浴用品や簡易便座など衛生面の観点からレンタルになじまないものを除き、レンタルが原則とされてきた。結果的には「固定用スロープ」「歩行器」「単点杖」「多点杖」の４種類がレンタルでも販売でも利用者が選べる「選択制」となったが、今後、その枠が広げられることが懸念される。

「そうなったらお試しも取り替えもしにくくなり、身体の変化に合わせて用具を替えることができるという福祉用具の最大のメリットが失われてしまいます」

からだの状態の変化や、介護の終了で不要となる福祉用具を増やすことは、ＳＤＧｓが叫ばれる時代に逆行する。買い取りにすることの不可解さと、福祉用具の役割、その大切さについて、利用者や家族もこの際、考えてみる必要がありそうだ。

宇都宮宏子のひとこと⑥

暮らしって、当たり前のように続けていたことなので、「退院したらできるようになるから、そんなんいらんわ」と却下されることも、意外とよくあることです。自宅の状況も考慮せず「電動ベッドとポータブルトイレが必須です」と病院医療者に言われても、本人や家族にしてみたら、イメージできないですよね。

今までできていたことができなくなるって、つらいです。受容なんてできない。そんななかで折り合いをつけながら、暮らし方の工夫も、受け入れられていくのかもしれません。

回復期リハビリ病棟や地域包括ケア病棟では、急性期病棟から転棟して早い時期に、退院にそなえて自宅を訪問しています。自宅に戻ると本人は、これまでとは違う自分の動きを直視するつらい場面になりますが、用具の活用や自宅環境の整備を情報提供されることで、前を向く力になり、リハビリへのモチベーションアップにつながります。在宅での支援者・病院医療者にも、退院まで何をすることが必要なのかが、より鮮明になります。

京都のある病院では、入院中の自宅訪問を「動く退院前カンファレンス」と表現します。本人の自宅に地域包括ケア病棟の看護師たちと、担当ケアマネジャー、福祉用具専門相談員、在宅医療関係者が集まって話し合う場面を、病院看護師が在宅療養をイメージする目的で取り組んでいるそうです。

本人を真ん中に、病院の理学療法士と医療ソーシャルワーカー、そして本人の外出支援という目的で病棟看護師も同行することが、とても効果的です。そこには「あ～、やっぱり家はいいなあ」という、病棟では見たことがない患者の笑顔があり、病棟看護師が生活者の視点を持つことができる教育の場にもなるのです。

患者本人が入院早期に、退院後の自宅の環境をイメージする場面を、意図的に取り組んだことがあります。前職の大学病院の整形外科で退院支援看護師が中心になり、「入院時在宅情報シート」を使って、入院前の生活状況と自宅環境を本人と家族から聞き取りました。玄関の上がり框が高い、トイレの環境が不具合、浴槽が深いなど、本人にとっては気になることがいろいろあります。それをテーマに「あなたのおうちの環境は安全ですか」と、福祉用具事業者やリハビリチームと一緒に月1回、本人と家族を対象とした勉強会を始めたのです。

「入院」という場面を活かして、暮らしを整え環境を考えてみる、とてもいい機会になっているなあと思いました。医療に頼らず、病気や老いと折り合いをつけながら、暮らし続けるための知恵を、医療・介護関係者が市民の方と一緒に学べる空間が、街中で増えていくといいと思います。

訪問リハビリ専門職に聞く

リハビリで病院と在宅の暮らしをスムーズにつなぐ

伊藤匠さん（悠翔会在宅クリニック新宿　理学療法士）

いとう・たくみ●1979年、栃木県宇都宮市に生まれ、小学校から高校までサッカーに明け暮れる。就職氷河期の大学の就職活動時期に将来不安に陥ったとき、リハビリテーションという仕事（理学療法士）に出会い、これしかない！　と決めて理学療法士を目指す。2006年、河北リハビリテーション病院に入職。08年、現在の医療法人社団悠翔会に入職。自由にやらせてもらえる職場のおかげで訪問理学療法士の面白さにはまってしまい、現在に至る。

在宅ケアをテーマにした著書『おひとりさまでも最期まで在宅』を書いたとき、訪問リハビリテーション（訪問リハビリ）を行う理学療法士に同行したことがある。脳梗塞で片麻痺となった人から、骨折、パーキンソン病、肺疾患や認知症でフレイルが進んでしまった人まで、さまざまなリハビリを見せてもらった。

手足の動かせる範囲を広げる運動や、筋力トレーニングなどの機能訓練ばかりではなく、寝返りや食事などの生活動作の訓練、さらには福祉用具の選定や住宅改修、家族の介助などへのアドバイスも、理学療法士が行っていることに大きく目を開かされた。

必要な病院との情報共有

厚生労働省の調査によれば、訪問リハビリが必要になった原因の傷病（複数回答）でもっとも多いのは脳卒中で約4割となっている。次いで圧迫骨折を含む骨折と、加齢で心身が衰えたフレイル、認知症などによる廃用症候群がおのおの約2割を占め、関節炎・骨粗しょう症、脊椎・脊髄疾患がそれに続く。

「依頼の多くは回復期病院を退院した人からですが、急性期病院からの退院近くになって、急な訪問の依頼が来ることもあります。自宅での排泄や食事・水分摂取・服薬管理、入浴などの環境や介助者・介助方法の想定、退院後に起こりうる転倒・骨折や褥瘡・肺炎などのリスク、介護度と家族の介護力・家族との関係性などの情報を含め、退院後の生活をより安全に不安が少ない状態で迎えるためには、実はたくさんの情報や準備が必要なんです」と、理学療法士の伊藤匠さんは語る。

しかし、在宅リハビリのセラピストは、重要な情報共有の場である退院前カンファレンスにすら呼ばれることが少ないのが現状だ。

「地域にいる訪問リハ職としては、可能であれば入院中の早い段階から関わりたいので、もっと気軽に頼ってもらえるといいですね」

リハビリ専門職には、伊藤さんのような運動療法や基本動作練習などを中心に行う理学療法士(PT)、工作や手芸、ゲーム、料理などを利用して生活状態の維持や向上をはかる作業療法士(OT)、「食べる」「話す」「表現する」といった機能に障害のある人の機能回復を支援する言語聴覚士(ST)がいて協力し合う。だが、訪問OTやSTはまだまだ少ないのが現状だ。

リハビリには3つの時期がある。脳梗塞や骨折の発症直後や手術の直後などで入院した病院で行われる「急性期」リハビリ。容態がある程度安定して転院したリハビリ専門病院で、退院後の生活に向けて行う「回復期」リハビリ。そして、退院して自宅や施設に戻り、在宅での活動や社会参加に向けて続ける「生活期」のリハビリ。通院や通所(デイケア)とともに、訪問リハビリが活躍するのはここからだ。

リハビリにも早期からの関わりが必要

退院前カンファレンスに、在宅側からケアマネジャーと福祉用具専門相談員、ときには訪問診療医が参加することは増えてきた。だが、冒頭での伊藤さんの話のように、訪問リハビリが早期から退院支援にかかわることはまだまだ少ない。そこで伊藤さんは、依頼されると病院のリハビリ担当者に電話をし、気になる点を確認する。病院側からの情報提供が圧倒的に少ないからだ。「病院から患者情報の『退院時リハビリテーションサマリー』はもらえますが、それだけでは情報が足りないことがほとんどです」と伊藤さん。足りないところを埋める直接のやり取りには病院側も在宅側も、時間も労力も必要なので、やりたくても十分にできない現状があるのは悩ましいという。

「ご本人にケアマネジャーがいる場合は、できれば入院直後に本人の家の図面や写真を病院に渡し、入院前の生活環境や、自立度・介護度を具体的に伝えるという、在宅側からの『逆サマリー』のようなものがあるといいですね。在宅側から病院側に情報提供をしていれば、在宅側の受け入れ意欲が伝わるでしょうし、病院のセラピストはより退院後を想定したリハビリが取り組めるだけでなく、逆サマリーのお返しとして早めの情報共有をしてくれるかもしれません」

とくに、病院側も退院前に自宅を訪ねて住環境の確認をする「退院前訪問指導」や病院でのリハビリ訓練の見学に、在宅側のセラピストも参加できると、在宅復帰の連携がよりスムーズになると伊藤さんは感じている。

いろんな機能が落ちた状態で、「それ以前と違った身体と認知機能」で帰宅する退院を不安なく迎えるためには、本人にとっての困難に気づきながら関わる人や、職種を増やすことが必要ではないかと。

サービスをどう選ぶか

理学療法士などリハビリ専門職が自宅を訪ねる訪問リハビリは、通院の難しい人や、自宅で実践的なリハビリを受けたい人、認知症などで意欲を失っている人に勧めたいサービスだ。しかし、訪問看護と同じように、患者の身体機能の衰えなどを医師が認め、「訪問リハビリテーション指示書」を出さないと利用できない。

訪問リハビリは医療保険でも介護保険でも利用できる。要介護者の場合は訪問介護と同様に介護保険が基本（P116参照）で、20分週6回（40分なら週3回）までが利用限度だが、回数の多い「短期集中リハビリテーション」（週12回まで利用可能）も、ケアプラン次第で受けられる。

「回復期病院では、毎日40分ほどのリハビリを3～4回以上行うこともありますが、在宅では介護保険の限度額や利用料の問題もあって、とてもそこまではできません。ただ、退院後、週2～3回のリハビリを行えば機能回復や動作改善が期待できるのに、家では週1回でいいというご本人やご家族もいらっしゃるので、そこはもったいないと思います」

自宅で本人の容態が急変した場合は、医師の特別の指示があれば、14日以内限定で1日4回（80分）まで、医療保険の「在宅患者訪問リハビリテーション指導管理料」が利用できる。このサービスは6か月に1回であれば繰り返し利用できるので、知っておいてほしいサービスだと伊藤さんは言う。

訪問リハビリを利用しようと本人や家族が考えるとき、ややこしいのはその選択だ。訪問リハビリには病院・診療所・老健などからの「訪問リハビリテーション」と、訪問介護ステーションからの「訪問看護から理学療法士等訪問」があり、料金も含め、特徴が違う。圧倒的に事業者数が多いのは、後者の訪問看護リハだ。

「訪問リハでは医師との連携が重視され、訪問看護では看護師が一緒にかかわります。厚労省では、リハビリに対しての積極的な医師のかかわりを求めていますが、どちらがいいかは一概にはいえません。ご家族やケアマネさんは、医師がかかわる分だけスタートが遅くなるということで、訪問看護に頼むことが多いようです」

訪問リハビリと「通所リハビリ（デイケア）」は、どう組み合わせたらいいのだろう。

「訪問リハビリの長所は、本人の生活環境や個性に沿って、1対1のリハビリを受けられるという点。医師や看護師との連携もあり、家族に介助の仕方を教えたり、困りごとの相談を受けたりすることもできます。いっぽう通所リハビリは外出の機会。デイに行けばほかの人と一緒にやるという刺激もあり、食事や入浴なども提供してくれる。家族の息抜きにもなるので、併用するといいと思います」

表　「訪問リハビリテーション」と「訪問看護からの理学療法士等の訪問」

	訪問リハビリテーション	訪問看護から理学療法士等訪問
運営事業者	病院・診療所、老人保健施設、介護医療院	訪問看護ステーション
定義	居宅要介護者について、その者の居宅において、その心身の機能の維持回復を図り、日常生活の自立を助けるために行われる理学療法、作業療法その他必要なリハビリテーション	疾病または、負傷により居宅において継続して療養を受ける状態にあるものに対し、その者の居宅において看護師等による療養上の世話または、必要な診療の補助を行う
特徴	事業所に必ず医師がいて、リハビリ専門職は医師と連携してリハビリを進める	事業所に必ず看護師がいて、定期的に看護師訪問が入る。看護師の24時間対応や、同事業所での緊急時訪問なども可能
利用可能な時間や日数	【医療保険】 1回30～90分、週に3回まで利用可能 【介護保険】 1回20分、1日3回まで、週6回まで利用可能（退院から3か月以内の場合は週12単位まで利用可能）	【医療保険】 1回30～90分、週に3回まで利用可能 【介護保険】 1回20分、1日3回まで、週に6回まで利用可能
基本点数	【医療保険】 在宅患者訪問リハビリテーション指導管理料　300点 【介護保険】 訪問リハビリテーション費　308単位	【医療保険】 訪問看護基本療養費　5,550点（30～90分） 【介護保険】 訪問看護費　294単位（要支援の場合は284単位）

［厚生労働省その他の資料より『Better Care』が改変］

リハビリ専門職の役割は？

退院後、初めて関わる利用者も多いので、すべてが手探りだと伊藤さんは言う。リハビリでは状態安定のための心身状態のチェックが大前提となるが、その上で心身機能の維持・向上をはかり、自宅環境に合わせた生活動作の練習や、本人の運動機能や動き方に合わせた環境整備、家族への介助指導など、退院後の不安定な生活の安定を目指す。さらには生きがいにつながる料理や買い物、趣味の活動への参加にもつなげていく。

「少なくとも入院中に自身でできていたことは、自宅でも自身で行えるようめざしたいですね。いかに日常生活の活動量を維持・増大させられるかが、退院後の安定した生活獲得の大きなポイントになります。逆に心身機能が低下していく方に対しても、転倒や褥瘡などのリスクを予防して、できる限り自身の能力を発揮して自分らしい生き方・生活を行えるように支援していく。いずれにせよ、事前にどれだけ情報収集して準備ができるかが重要だと感じています」

利用者に将棋やゲームなどがもともと好きだったことがあれば、それらを肺活量や嚥下などの運動につなげていくこともある。詩吟の先生だった利用者はだんだん機能が衰えて「歌いたくない」と言うようになったので、伊藤さんが生徒になり、指導する立場で歌ってもらうことにした。「そしたら、ちゃんと歌ってくれるし、教えてくれるんですね。本人の真剣な表情を見て家族は笑顔になりました。1年くらいやったら、僕も詩吟がうまくなりました（笑）」

病院ではリハビリに意欲的でも、帰宅後にそのモチベーションを持ち続ける人は多くない。意欲を引き出すために、人によっては「明るい未来」を提案したり、家族やヘルパーさんに協力してもらって「喜んだりほめたりする」など、あらゆる方法を駆使して、本人のモチベーションを高めるのが専門職としての役割だという。

日常生活の動作や趣味の活動を通じて、活動量や生活範囲を少しずつ増やしていくことは、自然なリハビリテーションになりやすい。たとえばパジャマで過ごさずに1日1回は着替える、介助を減らして可能な限り自身で着替える、自宅で過ごしていたのを週1回は買い物に行くことなど、ちょっとしたことから生活の幅は広げていける。

また、手すりを設置すれば自宅のトイレで排泄できる。車いすを自分で操作し自由に動けることができるように、住宅改修をしたり福祉用具を利用したりすることで、生活の幅を広げることもできる。

「自主トレはやれば間違いなく効果が出るので、おすすめします。ラジオ体操のようにカードにハンコを押し、医療・介護のスタッフがみんなで声がけをしていくことなどで、本人も続けやすくなるのではないでしょうか。病院とは違って家にはペットや孫がいたり、好きな食べ物・趣味があったり、いろんな刺激があるので、それをうまく生かして巻き込んで、楽しいリハビリを楽しい生活につなげることを考えたいと思います」

宇都宮宏子のひとこと⑦

退院支援は、生活の再構築をすること――。本人と一緒にそれまでの人生を振り返りながら考えていく「人生の再構築支援」ともいえる大きなとらえ方もありますが、それよりも日常生活を再開するための支援が、「おうちへ帰ろう」と本人が思えるはじめの一歩かもしれません。

病棟では電動ベッドに横たわり、「排泄時には看護師を呼んでくださいね」と言われ、ナースコールを握りしめている患者さん。しかし、リハビリ室に様子を見に行った相談員（ＭＳＷ）が「平行棒の間を、上手に歩いておられましたよ」と報告してきます。

病院での本人のＡＤＬについての情報は、①安全管理上、病棟で制限されているＡＤＬ、②リハビリ室でできているＡＤＬ、③本人がそうありたいと願っているＡＤＬの３つがあります。現場の困難さは理解できますが、①と②の間の乖離をいかに少なくしていくか。そして、③をかなえていくために何が必要なのか。それらを入院が決まったときから考え、準備し始めることを、病院・地域でのケア支援者、そして本人・家族にも意識してほしいと思います。

訪問リハビリの依頼は、回復期リハビリ病棟退院後が多いようですが、実は急性期病院の入院中に、医師から出されていた活動制限や食事制限が、退院後も意味もなく続けられている、という現状が多いのではないでしょうか？

本人が本来できることまで、介護サポートとして提供され続け、要介護状態にさせられてしまうことは避けたいものです。だからこそ、「退院直後2週間」に集中的な看護・リハビリを提供することが、再入院を予防し、自立した暮らしへとつなげるために大事になってきます。

「入院関連機能障害」という言葉が出てきたときは、私たちにとっても衝撃的でした。「入院すれば安心」と思われがちですが、そうではなく、「入院すればリスクが出てくる」ことを、理解していただきたいと思いました。入院中の安静仰臥が誘因となるADLの低下は、70歳以上の高齢者の30〜40%にあるといわれています。ただ、すべての高齢者にそうした障害が出てくるのではなく、入院前の生活のあり方で差が出てきます。

ですから、在宅医療導入時や定期的なケアマネジャーのモニタリング訪問時に、フレイル予防を目的に、訪問リハビリが関われる仕組みをつくっていきたいですね。

コラム　やめよう、安易な身体拘束への同意

入院の際に求められる書類には「身体拘束の同意書」もあります。点滴を抜かないようにミトン状の手袋をはめたり、抑制帯や拘禁服を使用したり、鎮静を目的に多量の向精神薬を投与したりする「身体拘束」は、長年、精神科病院で問題視されてきました。しかし、一般病院に入院している認知症の人の半数近くが身体拘束をされています。認知症の人ばかりではなく、手術後に意識が混濁する「せん妄」対策で身体拘束をすることも多く、ベッド柵やセンサーマットを置くのは日常茶飯事です。

問題は精神科病院や介護保険施設と違い、一般病院には身体拘束について法制上のルールがないこと。介護保険制度ではやむを得ず身体拘束をする場合でも、①緊急性、②非代替性、③一時性の3要件をすべて満たすと同時に、本人や家族に丁寧に説明し理解を求めることが示されていますが、医療でそうしたルールがないのは制度の不備といっていいでしょう。

病院側では認知症の人の割合が急増し、ケアの人員が手薄なことを挙げ、治療や安全のためやむを得ず拘束を選ぶと説明しますが、安易な同意をしないようにしたいものです。

●「身体拘束ゼロへの手引き」東京都福祉局
https://www.fukushi.metro.tokyo.lg.jp/zaishien/gyakutai/torikumi/doc/zero_tebiki.pdf

訪問歯科医に聞く

安易に食事を禁じないで、口から食べることを大切に

澁谷英介さん（澁谷歯科医院院長）

しぶや・えいすけ●1977年、東京都生まれ。東京歯科大学大学院修了後、都内の歯科医院での勤務医を経て、大正時代に祖父が開設した歯科医院に2008年に入り、その後、院長を父から引き継ぐ。高齢者介護施設への訪問を含め、訪問歯科医療にも力を入れている。

入院する前までは普通食を食べていたのに、入院すると食事はおかゆ、おかずもやわらか食、入れ歯も外されたまま家に戻ってきた……。退院後の人の、そうした話を聞くことは珍しくない。リスクマネジメントが先行する病院では、入院中に肺炎や感染症を起こすと、食事の経口摂取を禁止され経管栄養に切り替える「禁食」になりがちだ。誤嚥性肺炎を起こした7万例の調査では、入院1か月で4割が禁食だったというデータもある。

「施設では38度以上の熱が続くと入院となることが多いです。原因不明の熱では誤嚥性肺炎を疑い、入院するとまず禁食にして、時間をかけて肺炎の検査をする。結局、膀胱炎だったというこ

ともあるんですが、むせがあるからと、禁食のまま退院してくることもある。そうすると、誰でも思うのは『家でのごはん、どうするの？』です」

退院後の低栄養に要注意

東京・板橋区で外来と訪問診療を行う歯科医、澁谷英介さんは、退院後の「食支援」について、入院先の病院と退院後の地域との連携が、まだまだ少ないことを指摘する。

入院中、禁食などが続くと、口を動かしたり、噛む筋肉などを使わなくなるため、筋肉量が低下するサルコペニアによって摂食嚥下機能が衰えることが多い。施設での訪問歯科診療も手がける澁谷さんは、入居者が退院してくるときは、施設で昼食を用意してもらい、本人がどの程度食べられるかを評価している。

しかし、自宅では家族にそこまで考える余裕がなく、食事については二の次になることが多い。生活に慣れた数か月後に、『入れ歯を直せば、もう少し食べられるかも』と、家族が電話をかけてくるのが現状だが、そのときには、すでに低栄養が進んでいることも少なくないという。

「病院では退院時には、いちおう『食べられる』状態で在宅に戻します。通常はしばらく大丈夫だと思いますが、入院で極度に痩せてしまったり、入院前には普通に歩いていた人が車いすに乗って家に帰ってきたら、低栄養になっているかもしれません。あるいは帰宅後も食事の時間が

接触・嚥下のプロセス

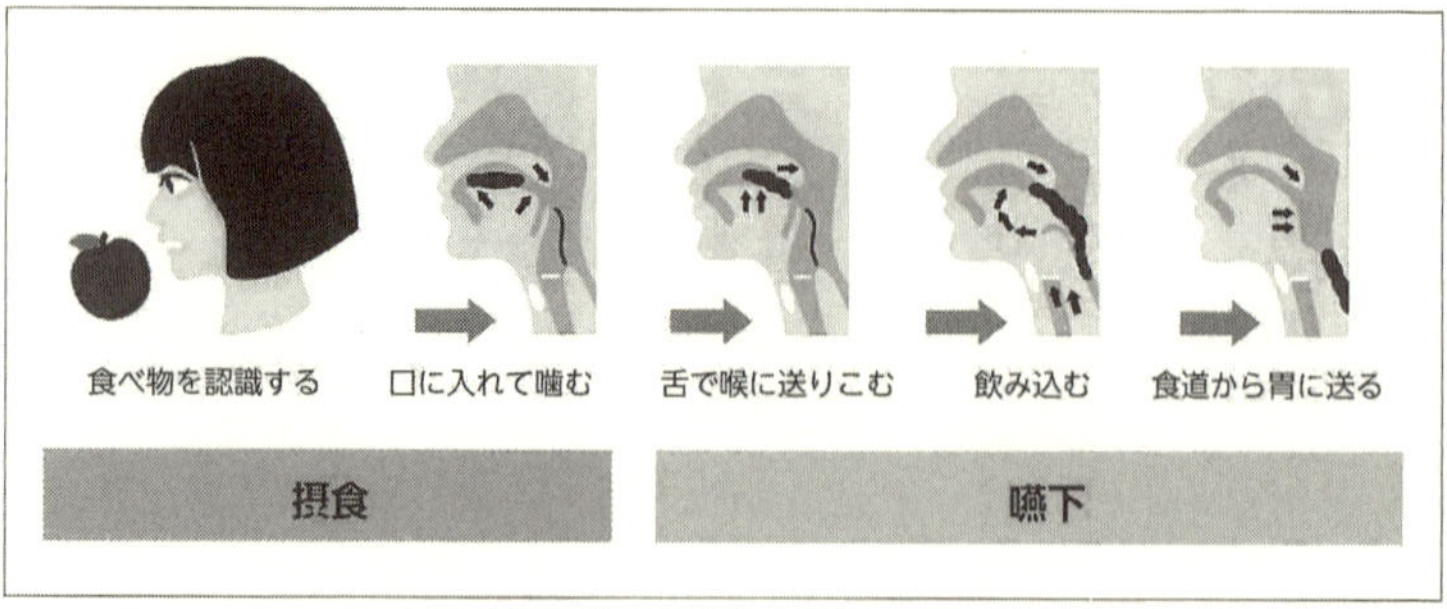

［出典：「澁谷英介講演資料」より］

口腔ケアの概念図

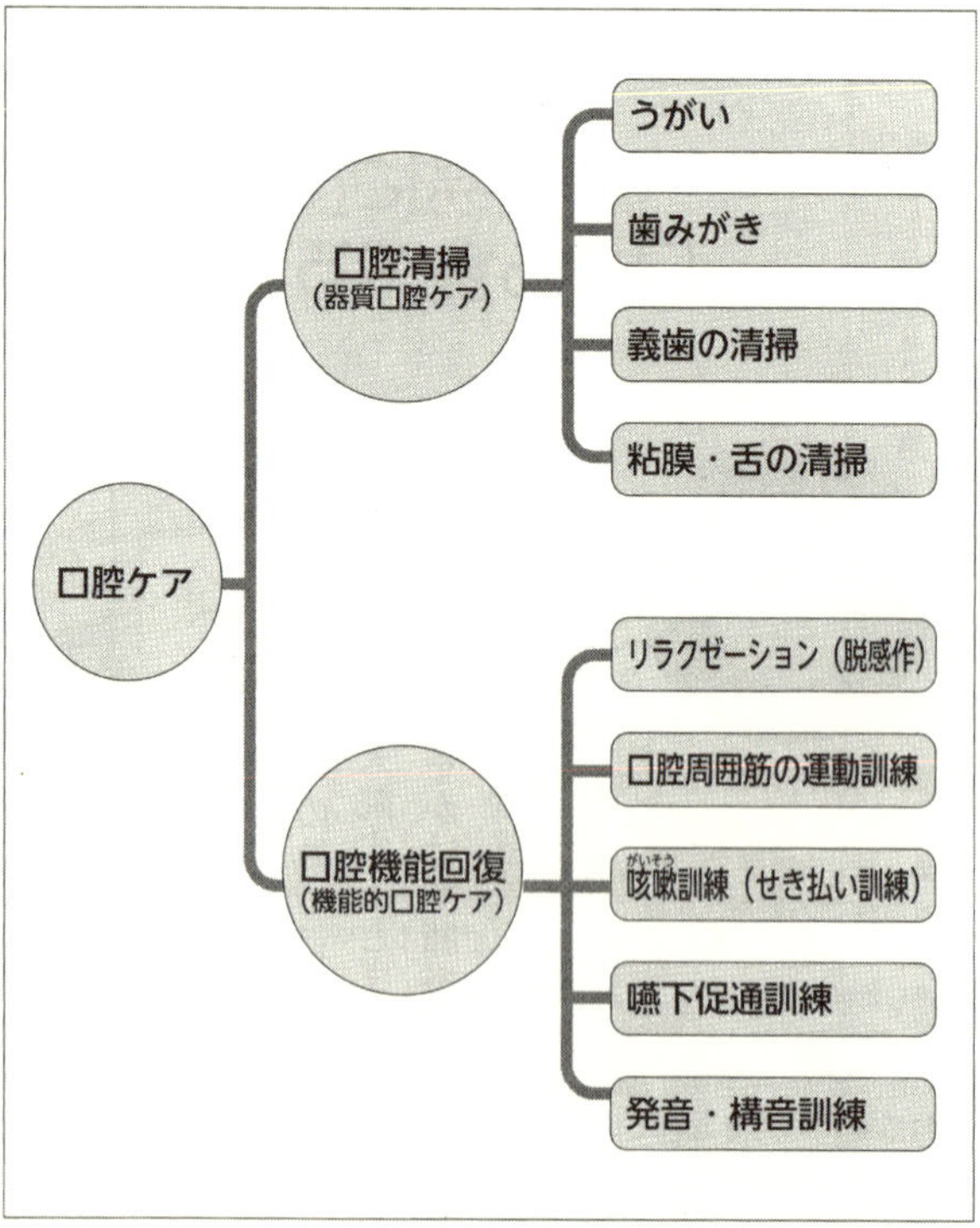

［出典：「澁谷英介講演資料」より］

非常に長いとか、妙にむせて食後ぐったりしてしまうような場合も要注意です」

そんなとき歯科医は、入れ歯を使っている人ならまず入れ歯の不具合を見て、合っていないなら修理したり、つくり直す。そして、「口のなかをキレイにする」よう家族に助言する。

「『口腔ケアを』などと構えずに、家族やヘルパーが手伝って、普段の歯磨きを1日3回、少し丁寧に行えばいいでしょう。本人が嫌がらなければ、磨き残しがないよう口まわりを広げて確認すると、お口の機能回復にもつながります」

入れ歯や口腔ケアの役割は?

入れ歯の役割は噛むことの補助。口のなかで食べ物を小さくし、飲み込みやすい食塊をつくる。とくに総入れ歯の場合は、入れ歯が顎の位置を安定させ、飲み込みにつなげる。入院中に外していると、入れ歯が合わなくなることもあるので、栄養をきちんと摂取するためには、入れ歯が口に合っているかどうか、チェックすることが大切だ。

いっぽう口腔ケアには細菌を除去し、口の内外を刺激する役割がある。口腔ケアが誤嚥性肺炎を予防することは知られているが、実は「菌の除去」よりも大切なのは、歯磨きで口まわりを刺激すること。刺激によって唾液が増え、食べ物の移動と飲み込みがしやすくなるからだ。

加齢とともに歯の数が少なくなると、噛む、食べ物をまとめる、移動して飲み込むなど口腔機能が低下し、いわゆる「摂食嚥下障害」が起こってくる。

「歯の数や噛む力は、栄養の摂取にもかかわります。歯を失うと噛みにくい野菜類やたんぱく質の摂取量が減少するからです。入れ歯になると噛む力は三分の一程度になるといわれていますので、とくに要介護高齢者には、気をつけていただきたいですね」

認知症の人には訓練よりも支援

高齢者の2割は低栄養といわれる。なかでも要注意なのは在宅で療養する要介護高齢者で、4割が摂食嚥下障害との報告もある。これまで摂食嚥下障害が問題になってきたのは、おもに脳卒中の患者だったが、最近は認知症高齢者に関心が集まっている。

「認知症の人はできないことが増えたり、多くの薬を服用するポリファーマシー（「Poly＝多い」と「Pharmacy＝調剤」を組み合わせた造語）の問題など原因も多岐にわたるため、なかなか解決に至りません。身体の機能がだんだん失われてきますが、効果への理解がむずかしく、意欲も湧かないので、リハビリの効果もなかなか上がりません。だから、認知症の人には〈訓練〉よりも〈支援〉のほうが大切です。それも画一的なものではなく、食べる前にしっかり目を覚ましてもらい、食べる環境を整えて、正しい姿勢で食べることや、その人の状態に応じた食形態の工夫、コミュニケーションを取りながら歯磨きをしてもらうといった、日々の食支援が必要になってきます」

それには在宅の医師、看護師、ヘルパーや福祉用具専門相談員、管理栄養士など、多職種が協力することが必要だ。

「食事にはエネルギーを要するので、家族が一生懸命になって食べさせようとすると、本人は疲れてしまいます。入院が長期だった人は気合も根性もなくなっているので、本人が何にいちばん困っているか、どこに問題があるのかを、各専門職と協力しながら探っていくことが必要です」

食べられない理由は、歯だけとは限らない

施設では、摂食嚥下機能を診断するために、スクリーニング検査（「水飲みテスト」「反復嚥下テスト」「フードテスト」）による嚥下機能テスト）や、飲み込みの内視鏡検査を行うところも増えてきた。多職種が食支援で連携することも増えてきたが、在宅ではまだまだ少ない。澁谷さんもそうした検査を行う歯科医だが、自宅に戻った家族が、緊急な状態ではないのに「食べられないから、すぐに検査を」と、いきなり訪問歯科を探すのは控えたほうがいいと助言する。

「内視鏡検査を売り物にする訪問歯科も増えていますが、『食べられない』のは歯科だけが原因ではありません。まずは在宅の主治医と相談し、緊急でない場合は本人が落ち着いてから、主治医やケアマネジャーなどの意見も聞き、多職種と連携している歯科を探すといいと思います」

さらに、在宅で本人の「食べられる」を支援していくためには、介護者にも「自分の歯」への関心を持ってほしいと澁谷さん。

「虫歯や歯周病があったらそれを機会に定期的な歯のクリーニングを行い、歯科医や衛生士との会話を通じて、歯周病を悪化させない歯磨きの方法や、歯のある大切さを知ってほしいですね」

口腔機能低下や肺炎の予防のため、舌の動きや飲み込みの機能の検査を含んだ、75歳以上などが対象の「高齢者歯科検診」（名称はさまざま）を無料で行う自治体も増えてきた。介護者もそうした機会をぜひ活用し、自分自身のそなえにもしてほしいと、澁谷さんは勧めている。そうすれば、「自分と違う」要介護者の変化にも、気づくことができるからと。

宇都宮宏子のひとこと⑧

誤嚥性肺炎撲滅作戦！――「妄想」を口にするなら、これくらい過激なメッセージでもいい。病院、とりわけ入院医療から暮らしの場への移行支援を発信し続けてきた者として、私は残された時間に力を注ごうと決意しました。だから、「退院後の『食支援』について、入院先の病院と退院後の地域との連携が、まだまだ少ない」という、澁谷さんのこの言葉が心に突き刺さり、何度も読み直しています。

誤嚥性肺炎を2〜3回繰り返し「口から食べることはもうできませんね、管（胃ろうや経鼻栄養）を入れないなら、『お看取り』ですね」と病院で言われ、退院する人がいます。「食べたい」という本人や家族の願いを叶えられないかと、ここで初めて歯科医・訪問栄養士への依頼が入る。しかし、以前と比べると、「食べることを続けるための知識」は広がってきましたが、必要な人が必要なタイミングで、必要な専門家とつながることに至っているとはいえません。地域の食支援チームにもう少し早い時期につなぐことはできないでしょうか。

退院支援の必要性が予測できる対象のなかに「入院治療を行っても、長期的な低栄養状態になることが見込まれる患者」が、２０２２年の診療報酬改定で追加されました。入退院時から「低栄養を予防する」という切り口で、本人・家族・地域支援者に「口から食べること」の大切さを意識してもらい、家に戻ってからの本人の暮らし方を工夫しようというもので、とくに指摘されているのが、認知症の人のケアです。

何らかの病気で入院すると、あっという間に奪われてしまう本人の食べる機能。延命のための栄養管理が続き、本人の尊厳が保てない最期の時間にならないために、できることがあります。それはデイサービスやデイケア、あるいは訪問時にケア職が、また、家族が本人の食べづらさや、栄養で気になることがあれば、専門職につなげていくことです。

そして、「食べることが難しくなってきたときに、どう暮らしていきたいか」を話し合っておく。それがすべての人に通じる「心づもりの対話（ＡＣＰ）」になっていくと思います。

コラム　身元保証と医療同意

病院への入院や介護施設への入所時に保証人を求められても「頼める相手がいない」人が増えています。入院に「身元保証人」が求められることは多く、総務省が2021〜22年に行った調査では回答した医療機関の9割が求めていました。

病院が身元保証人に求めるのは、①緊急連絡先がない、②入院計画書がつくれない、③入院に必要な物品が調達できない、④入院費の保証がない、⑤退院支援ができない、⑥死亡時の遺体や遺品の引き取り・葬儀ができない、⑦手術など医療行為への同意ができないなどですが、とくに問題になるのは④と⑥。しかし、病院が求める保証人の法的根拠は明確ではなく、厚生労働省は身寄りのない患者にも必要な医療を提供できるよう、病院の対応を示すガイドラインを策定し、そこでは「必ずしも身元保証人を取る必要性はない」としています。

身寄りがいなくても解決できることも増えてきました。入院に必要な物品は病院内で購入やレンタルができますし、入院費の支払いもクレジット番号を登録したり、前払いしたりすればOKという病院も増えています。医療行為の同意は本人自身がするという意識も広がり、同意が取れない場合は医療・ケアチームが医療の妥当性や適切性を判断。患者にとって最善な治療方針をとることを基本としたガイドラインに沿って行われます。

残る問題は緊急時の連絡先の登録と、亡くなった場合の遺体や遺品の引き取りですが、誰も引き取り手のいない場合は、死亡地の市区町村が手続きをし、火葬や埋葬などを行うことが法律で決まっています。

成年後見人は、保証人になったり医療同意をすることはできません。しかし、実際には後見人の署名で足りるとする施設・病院は多く、非常にグレーな状態です。身元保証など高齢者サポート事業を行う事業者は全国で400以上ありますが、最近の政府の調査で「粗悪な契約」を結ばせる事業者が多いことが判明し、法整備や事業の監督の必要性があらためて喚起されています。

こうした状況を背景に、まだほんの一部ですが、市区町村や社会福祉協議会などの公的機関が、身元保証や死後事務に動き出しています。また、静岡市では全国初の事業者「認証制度」を導入しています。

入院時に身元保証人がいないなどの困りごとがあったら、まずは病院の医療ソーシャルワーカーに相談してみましょう。緊急時の連絡先の登録、亡くなった際の遺体や遺品の引き取りなどについては、国や自治体による制度的な対応が緊急に求められています。

●「身寄りがない人の入院及び医療に係る意思決定が困難な人への支援に関するガイドライン」厚労省　https://www.mhlw.go.jp/content/000516181.pdf

管理栄養士に聞く

最期までおいしく食べるために

髙﨑美幸さん（東葛クリニック病院医療技術部／管理栄養士／臨床栄養師／在宅栄養専門管理栄養士／在宅訪問管理栄養士）

たかさき・みゆき●名古屋栄養短期大学食物栄養科卒業後、１９９８年に東葛クリニック病院に入職。２０１３年から鶴巻温泉病院に勤務。栄養サポート室室長として院内のＮＳＴ（栄養サポートチーム）を立ち上げ、在宅訪問栄養食事指導を開始した。行政、病院、施設、地域の栄養に関わるすべての職種を対象にした「地域連携栄養ケア研究会」への参加などを通して地域連携を経験。16年には嚥下外来を開設。障害者施設の求めに応じ訪問を開始した。22年に東葛クリニック病院に戻り、「東葛クリニック認定栄養ケア・ステーション　松戸」を運営中。

年齢を重ねると、噛む力（咀嚼力）や飲み込む力（嚥下能力）が弱くなり、食べる量も少なくなって「低栄養」傾向は強くなってくる。とくに独居や高齢者だけの世帯では、買い物や調理が面倒になったり、食事そのものへの関心が薄れたりして、同じものばかり食べることが多くなり、食生活が単調になってしまいがちだ。

厚生労働省の調査によると、85歳以上では20〜30%の人が低栄養傾向にあり、要介護高齢者では20〜40%。入院中の高齢者に至っては、低栄養傾向にある人は30〜50%になるとされている。

「禁食」よりもまずは「評価」を

栄養支援が行われているのにもかかわらず、入院中、食欲が落ちてしまうのには、さまざまな理由がある。病気自体による痛みや不快感、服用している薬、味も形態もなじみのない食事、減塩食や低脂肪食などの食事制限、決まった食事時間、ベッド上での食事、介助者が来るころには冷めてしまっている食事……それらに加え、入院中は「寝かされきり」にされることが多いため、食欲がなくなるのは当然といってもいい。

「普通に考えても、歩かなかったら歩けなくなり、食べなかったら食べられなくなります」と、病院と在宅で栄養管理を行ってきた管理栄養士の髙﨑美幸さんは言う。

「それに加えて病院では、たとえば誤嚥性肺炎で入院した人がいたとすると、医師は経口摂取はリスクがあるからと禁食にし、高カロリー輸液での栄養補給や胃ろう造設を考えがちです。でも、私たちは『禁食にしないで、まず、評価させてください』と提案し、少しでも口から食べてもらうことを考えていきます。食形態を落とすことは、その人の機能を落とすことにつながるので、そこは栄養士の踏ん張りどころですね」

入院しても、元の食事に戻して自宅や地域に帰したい。病院でも在宅でも栄養ケアを当たり前に受けられる体制をつくりたい。髙﨑さんがそう考えるようになったのは、東日本大震災のボランティア体験がきっかけだ。

被災地には、日本各地の医療機関で摂食嚥下支援を行っている看護師、歯科衛生士、管理栄養士たちが駆けつけた。そして、そこで出会った多職種が協力し、「食支援」や「食べられる口」づくりを病院や地域に広げていった。

そのときの活動から「地域に役立つ栄養士になろう」と考え、髙﨑さんは勤務していた病院を退職。地域栄養活動に理解のある神奈川県秦野市の鶴巻温泉病院に転職した。同病院では2016年に嚥下外来を開設。2020年からは孤食防止と食育を目的に、地域の仲間と「みんなの食堂☆つるまき」をスタートさせ、千葉県松戸市の元の病院に復職後も毎月1度、古巣の鶴巻地区に通っている。

病院での管理栄養士の仕事とは

働き方が目に見える看護師やリハビリ療法士と違い、患者や家族が病院内で管理栄養士の仕事を実際に目にすることは多くない。

病院での管理栄養士の仕事は、医師の出す「食事箋」の指示に沿って、患者一人ひとりに合わせた食事を提供することが基本となる。治療食（塩分制限食、糖尿病食、腎臓病食など）や、患者の食事の形態をソフト食やミキサー食にしたりして提供。栄養指導、栄養療法の提案を行い、調理師と一緒に食事の調理も行う。医療法では１００人以上の病院では栄養士を１人、高度な医療を提供する特定機能病院では、管理栄養士を１人配置することが定められている。

栄養サポートチーム（ＮＳＴ／摂食・嚥下、糖尿病、呼吸ケアなどのチーム）のある病院では、管理栄養士が中心となって医師、看護師、薬剤師等の多職種とともに、栄養障害やそのリスクを抱えた入院患者の支援を行っている。

「患者さんの退院に向けて、食形態をどう戻していくかも大切です。病院では誤嚥性肺炎などが回復してくると、嚥下調整食といって、おかゆよりも食べやすくて飲み込みやすい食事を提供します。これはカロリーも栄養もあって、ちゃんとした1食なのですが、病院がそこをゴールにして家に帰してしまうと、普通食になって戻ってくると思っている家族は困ってしまいます。病院の栄養士は退院後の食事についてもちゃんと伝えたと考えているかもしれませんが、伝えただけで家族が理解できるわけではないんですね」

「訪問栄養士」による地域での栄養サポート

栄養状態や摂食嚥下機能に問題がある人は、入院した病院で食事・栄養に関する指導を受けて退院することになっている。しかし、入院中に食形態を整えて家に送り出したつもりでも、入院中に受けていた栄養管理が受けにくくなることで、再び栄養状態や病状が悪化し、病院に戻ってくる人も少なくない。入院日数が年々短くなっているため、十分に栄養管理がされないまま自宅に戻り、栄養状態が悪くなってしまう人もいる。そうした在宅療養者を増やさないためには、地域での栄養サポートの取り組みが大切となってくる。そのひとつが管理栄養士による自宅への訪問だ。

栄養士が訪問し、自宅などで療養する通院が困難な人が介護保険と医療保険で受けられるサービスには、管理栄養士による「訪問栄養食事指導」がある。

糖尿病、腎臓病、脂質異常症、胃・十二指腸潰瘍、高血圧、心疾患、高度肥満症、膵臓疾患、貧血、痛風など特別な治療食が必要な人や、低栄養状態、嚥下機能障害の人を対象に、月2回まで管理栄養士が定期的に自宅や施設に訪問し、その人に合った栄養や食事の管理と指導を行うというものだ。

介護保険では1回545単位または525単位（管理栄養士の所属機関により異なる）、医療保険では1回530点または510点（管理栄養士の所属機関により異なる）で、時間は1回30〜60分程度。要介護認定を受けている人は、訪問看護や訪問リハビリと同じように介護保険が優先となり、1割負担の人は1回545円または525円で受けられる。いずれも医師の指示が必要なので、介護保険の利用者は、ケアマネジャーを通して、まずはかかりつけ医に相談するといいだろう。

「訪問栄養士の介入は、食事の摂取量や栄養状態を含めた栄養アセスメントが基本ですが、実際のサービスの内容は一人ひとり違います。その方の食べ方を見て食事形態を考えたり、リハビリ的なお口の体操もしたりします。治療食のある方には、食事の内容や形態などをチェックします し、配食弁当を取っている方は、中身を吟味してその人に合ったものに組み合わせ直し、必要があれば栄養補助食品や介護用食品の紹介もします。あとは料理をつくる、一緒に買い物に行く、からだの組成を測る機械を使って測る……やってはいけないというものはありません」と語る高崎さんだが、外食に利用者と一緒に行ったときは、さすがに「やりすぎ」と言われたという。

しかし、栄養士が訪問できるのは月1～2回。栄養士だけではその人の生活を変えることができないので、本人自身や家族が食事を維持する必要がある。さらに、ケアマネジャー、訪問看護師などの協力も欠かせない。

「そのことをご本人やご家族に伝え、訪問栄養士が介入することで、食を通して利用者さんの生活を支え、立て直していくことが大事だということを理解してもらっています。他職種に共感してもらえるよう、担当者会議などでも伝えています」

病院・福祉施設と在宅の栄養管理の違い

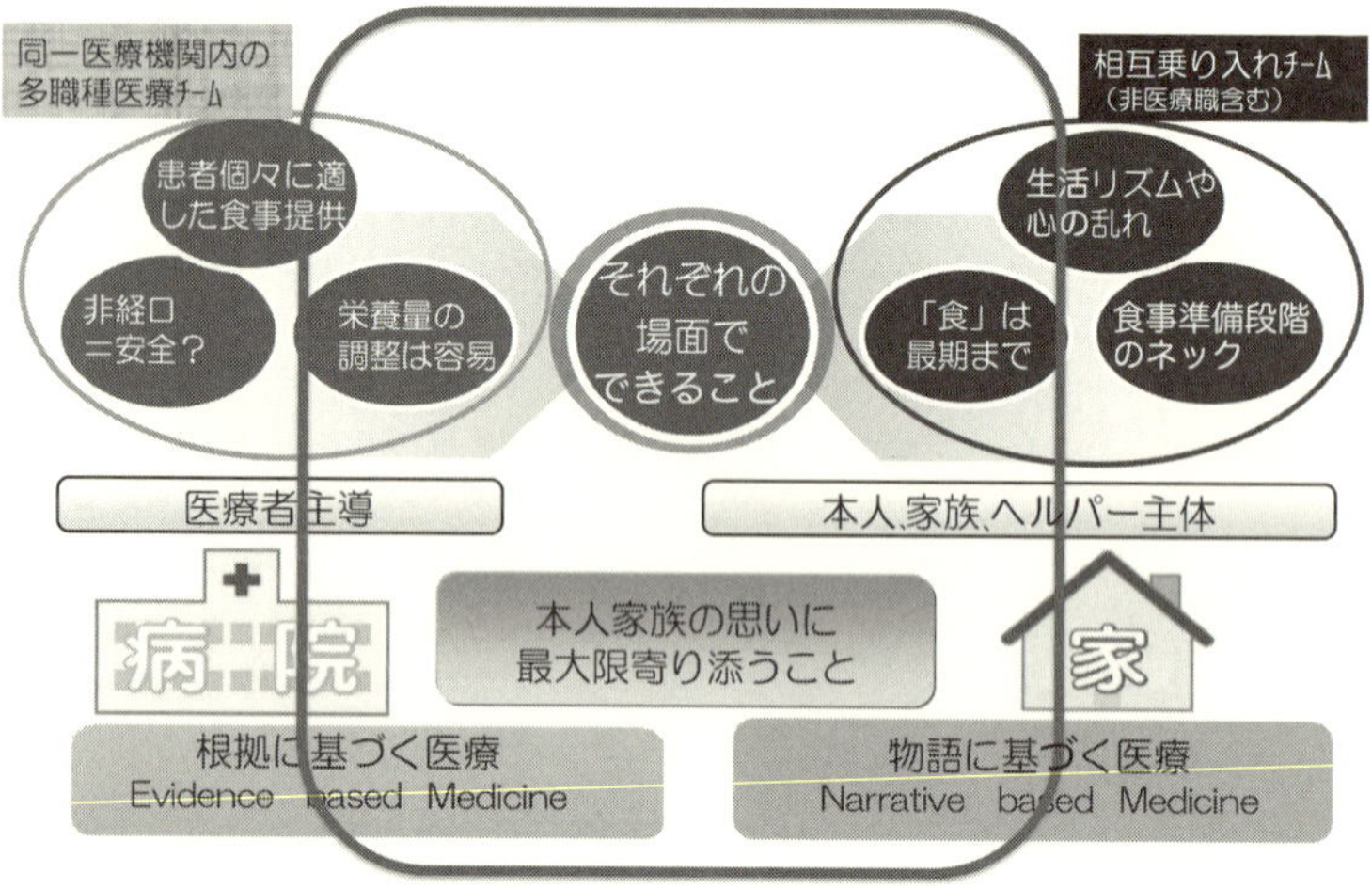

［提供：髙﨑美幸］

「訪問栄養士」を見つけるには

地域に出る管理栄養士はまだ少ないが、訪問栄養士を見つけるにはいくつかの方法がある。介護保険を利用している人は、まずはケアマネジャーに相談することから始まるが、入院先の病院の病棟看護師やＭＳＷに相談し、その病院の管理栄養士を紹介してもらうという方法もある。

また、都道府県の栄養士会では、栄養相談、特定保健指導、調理教室の開催など、栄養・食に関する幅広いサービスを提供する「栄養ケア・ステーション」（※１）で管理栄養士と栄養士が所属する地域の食支援の拠点を広げようとしているので、そこに相談する方法も。「在宅訪問管理栄養士」制度を進める日本在宅栄養管理学会では、全国各地で活動する会員の検索（※２）がインターネットでできるので、もよりの地域に会員がいないかチェックしてみるといいだろう。

髙﨑さんに家族に対するメッセージを聞くと、「年寄りだから食べられないと、決めつけないでください」という答えが返ってきた。

「食べられないのには、いろんな原因があります。心が落ち込んでいるときには食欲は出ませんし、むせる場合も『年だから仕方ない』だけではない理由があるかもしれません。褥瘡ができる一歩手前では『活気がない』状態が出てきます。ちょっと元気がないなとか、ちょっと食欲がないなとか、日々の生活のなかで変だなと思うことが出てきたら原因を考え、早めに医師や看護師、私たちに相談してください」

２０２４年の診療報酬改定では、とくに急性期病院に入院中の「寝たきり」による体力低下・要介護度の悪化を防ぐため、リハビリと栄養、口腔ケアを組み合わせた「リハビリテーション・栄養・口腔連携体制加算」が新設された。また、在宅での介護でも「リハビリ・栄養管理・口腔管理」の一体化を進めるために、さまざまな加算がつけられ、栄養状態改善のためには「口からの摂取」が大切なことが指摘されている。

「『食』が『人を良くする』と書くように、人はおいしいものを食べたいし、おいしいものを食べたほうが元気になります。高齢者には食べることを諦めてしまう人が多いけれど、栄養士は利用者の機能に見合った調理方法で、食べたいと思える食事を提供するお手伝いをします。食べたいものがイメージできず、食欲が湧かない利用者さんが本来持っている食べる力、生きる力を引き出すための、いろんな引き出しを持っていますので、ぜひ、活用してください」

■※1　公益社団法人　日本栄養士会　栄養ケア・ステーション
https://www.dietitian.or.jp/carestation/about/

■※2　一般社団法人　日本在宅栄養管理学会
https://www.houeiken.jp/search/

宇都宮宏子のひとこと⑨

医療・ケア職を対象にした「意思決定支援・ACP支援研修」で、導入時に「最期の晩餐、何を食べたいですか?」という質問をすることがあります。

いろいろと、出てきます。「地元のお米でつくったおにぎり」「大好きなラーメンを食べて逝きたい」「お母さんがつくるお味噌汁」「おいしかった実家の庭になっている柿」……、さまざまです。日常の業務では、想像できない、思いがけないその方の一面が見えたりします。食べるものには、その方の大切なこと、生きてきた時間や場所、物語がくっついているのですね。

関西のある圏域で、栄養ケア・ステーションの管理栄養士が、フレイル予防のレシピをリーフレットにして、「患者になる前の市民」を対象に活動をされていました。その活動に、飲食店の料理長がメンバーに入っているのです。お店の常連だった方が、歩けなくなってお店に行けなくなる。嚥下機能に問題が出てくると、好きだった料理が食べられない。自分たちにもできることがあるのではないかと、さまざまな活動をされています。

病や老いとともに生きること。医療が、背負わない、囲わない。起きていることや、医療者が抱えているつらさとか、心模様も発信していくことで、地域にいるさまざまな人が、目指したい姿に向かって、動き出す動機づけになるのです。

訪問栄養士が医師やケアマネからの依頼を受けて、栄養ケアを提供することが増えてきました。市民も巻き込みながら、成功体験の共有をしてほしいと思います。暮らしの場で栄養ケアをするということは、買い物難民や、低栄養の問題の背景にあるものを探りながら、地域の方々とともに、考え、地域の強みを活かしながら、つくり上げることです。

「地域でケア」から、「地域をケア」、そして「地域がケアする」と言われた在宅医療の大先輩がいました。栄養ケア、食べること。あらゆる場面で、大切なこととして、取り組んでいきたいですね。

コラム　ご飯が食べにくくなったときには

病院では誤嚥が心配と「やわらか食（嚥下食）」になりがち。自宅では逆に、いつものご飯がだんだん食べにくくなることがあります。体力の低下や低栄養につながらないよう、嚥下食について知っておくといいでしょう。

嚥下食と一口にいってもムース食、ミキサー食などさまざまな段階があり、食べる人の咀嚼能力に応じた食形態が必要です。嚥下食は日本摂・食嚥下リハビリテーション学会が作成した基準が用いられることが一般的で、最新版では咀嚼能力の段階に合わせて食事の段階を6つに分けています。

本人にどの食事形態が適しているかは、下記の「嚥下食ピラミッド」の活用を。嚥下食は飲み込みやすい

嚥下食ピラミッド

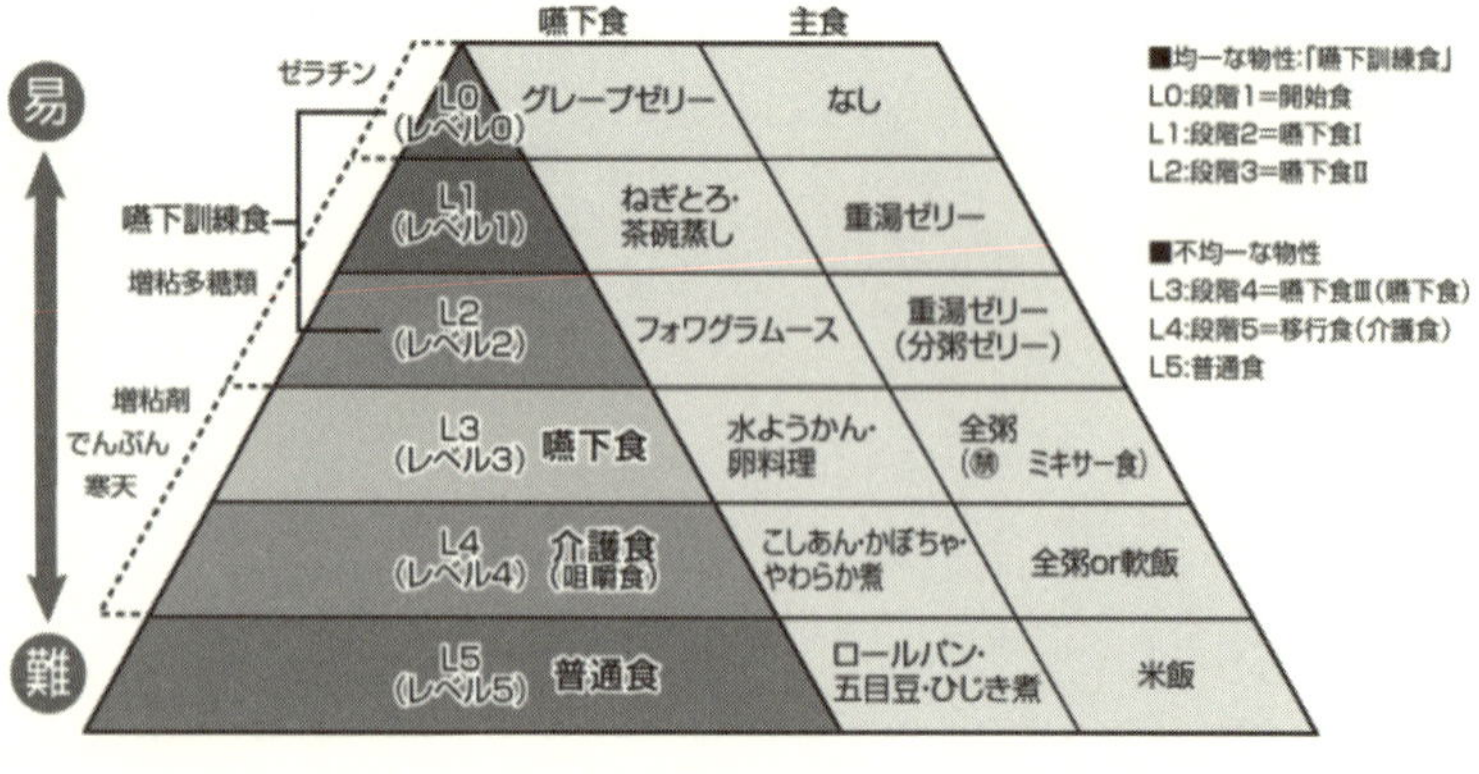

［出典：嚥下食ドットコム　https://www.engesyoku.com/kiso/kiso06.html］

食事のレベルと形態

レベル	形態の目安
レベル０	均質性をもち、重力だけでスムーズに喉を通る食事。ざらつき、べたつきは全くない。
レベル１	均質性をもち、ざらつきやべたつきが少ない食事。
レベル２	均質性をもつが、レベル１に比べて、べたつきがある食事。ざらつきも多少ある。
レベル３	不均質性のピューレを中心とした食事。レベル２に比べるとさまざまな食材を使って作れる。
レベル４	摂食・嚥下の時にやや困難がある人に対応した食事。ひと口大の大きさで、パサつかない、むせにくい、なめらかであることが目安。
レベル５	普通食

半面、食べるときの姿勢や食べ方で誤嚥する可能性もあるので、誤嚥しにくい食べ方や生活習慣を身につけることも大切です。

「嚥下食」のレシピ本も数多くあります。食事だけで必要な栄養を補いにくい場合は、栄養補助食品を利用するのも方法。アイスクリームやコンビニのスイーツでもカロリー補給はできるので、栄養士や看護師と相談しながら、いろんな方法を試してみましょう。

その人の「生き方」を邪魔しない服用支援

大石和美さん（丸山薬局管理薬剤師／プライマリケア認定薬剤師）

おおいし・かずみ●1961年、滋賀県の永源寺町（現東近江市）に生まれる。母校の薬科大学にて創薬に勤しむも、99年、先代の父が突然の病に倒れ、渋々「いなかのくすりや」の4代目を継承する羽目に。久々に戻った生まれ故郷では、多くの先達や仲間に恵まれ、現在も充実した地域薬剤師業務に明け暮れている。

日付が変わった真夜中、薬剤師の大石和美さんの電話が鳴った。自宅療養するがん患者の家族から、痛みを緩和する薬をからだに送るPCAポンプという装置のアラームが鳴り続けているとの連絡だった。車を飛ばし、大石さんが訪問して確かめると、注射液が流れる細いチューブがねじれて詰まっていたのが原因だった。ねじれを直すことでトラブルは解消。大石さんはそのまま自宅に戻り、翌朝、在宅の主治医に報告をした。

「緊急であれば、こんなふうに夜中でも訪問します。今日も急に退院されてきた方にお薬が必要だったので、朝7時半に訪問しました。薬局の営業時間は朝8時半から。お昼までは診療所の患者さんが処方されたお薬を取りに来たり、市販薬や医療雑貨を買いに来る方に対応したり、健康相談にみえる方の相談を聞いたりします。午後はスタッフにお店をまかせ、訪問に回るのが日常ですね」

通えなくなったら訪問に

大石さんが経営する「丸山薬局」があるのは、滋賀県東近江市の永源寺地区。人口約5000人の田園地帯だ。医療保険と介護保険の在宅加算をもらっている患者は50人、診療所から遠い地域への配達も含めると利用者は70人くらいになる。

「訪問に特化しているわけではありません。ご本人が元気なころ、外来で受診されていたころからお付き合いしていた方々が、外来に来られなくなったら訪問するという、プライマリケアを担う薬剤師の仕事のひとつが訪問という仕事。薬剤師の訪問は、そういう形が多いのではないでしょうか」

そういえば、私の住む東京・世田谷でいつも利用している薬剤師1人・事務員1人体制の小さな調剤薬局でも、毎週水曜日の午後、薬剤師が自宅療養の患者宅を訪問している。

薬局は全国に約6万件ある。厚生労働省の「在宅医療の現状について」によれば、2020

年に訪問サービスを行い、医療保険適応の「在宅患者訪問薬剤管理指導料」を算定している薬局が８２３０件、介護保険適応の「居宅療養管理指導費」を算定している薬局数が2万５５６９件で、２０１８年に比べるとそれぞれ約２０００～３０００件増えている。ただ、大石さんのように24時間体制で対応する薬局・薬剤師はまだまだ少ない。

「ひとりだとできないとか、スタッフが大勢いればできる、ということではなく、職能をまっとうしようと考えている薬剤師は、誰でも訪問すると思います。これからは、薬のことを相談できるかかりつけの薬剤師を持っていることは大切。外来に通って処方薬をもらっている段階から、『通えなくなったら訪問に来てね』という会話ができる関係を築いていけるといいと思います」

それぞれの生き方に合わせた服薬支援

在宅医療での薬局・薬剤師の役割はおもに、①医薬品・医療機器・衛生材料を提供する、②薬物治療の方法や情報を多職種で共有し連携する、③急変時の対応、④終末期医療（ターミナルケア）への関わりだ。大石さんの薬局のある東近江市は、地域の医療・介護関係者の15年以上にわたる努力もあり、医療と介護が非常にスムーズに連携している。

早朝、退院したばかりの患者宅に薬を届けた大石さんは、午前10時から訪問する看護師に、届けた薬を本人がちゃんと飲めたかどうか、効き目はどうかを教えてほしいと電話した。「飲めていたし、副作用はない」と看護師から連絡を受けた大石さんは、一安心。午後4時ごろ、患者さん宅に車を飛ばし、もう一度、様子を確認した。

「新しい薬を使ったときや、その方の病態が変わったときは、確認に伺います。薬を替えたほうがいいと思う人や、減量したほうがいい人もいるので、そんなときは在宅の主治医に電話して、提案もします。薬がその人にちゃんと効いているのか、思わぬ副作用が起こっていないかどうかをチェックするのが薬剤師だと思っています。薬局で薬を処方するよりも、在宅の患者さんとの関わりのほうが密になってくるような気がしますね」

病院では医師も薬剤師も「臓器を見る」ことが優先されるが、在宅では「人とその生活を見る」ことが中心となる。在宅での薬剤師の役割は、患者に薬をきちんと服用してもらい、病状や生活動作や生活の質を維持したり、改善したりすること。服薬がうまくできない場合はその理由を探り、その対策を行う「服薬支援」をする。大石さんが在宅のチーム内で心がけているのは、「薬がその方の生きざまを邪魔していないか」だという。

「たとえば、晩酌する人に夜飲む薬が処方された場合、薬とお酒を一緒に飲んではいけないと思って、薬を飲まない人がいるかもしれません。そんなときは、その薬が午後3時に飲んでもいいのなら、医師に提案して午後3時に飲んでもらうようにします。そうすれば、晩酌をゆっくり楽しむこともできますよね。ちゃんとお薬を飲んでもらうには、話を聞くコミュニケーション・

スキルも必要です」

服薬の時間がリハビリ前で、服薬の影響でリハビリの時間にはフラフラになってしまう人には、理学療法士にリハビリの時間を聞いて、それに合わせた処方を提案することもあるそうだ。

工夫をこらしてスムーズに服薬

服薬がうまくいかない場合には、いくつかの理由が考えられる。①薬の整理がつかなくなった、②何に効く薬なのか理解していない、③副作用がこわい、④とくに具合の悪いところがないと思っている、⑤粉薬が苦手・錠剤が大きすぎて飲み込めない――。薬剤師はその理由を探り、飲み残しがないようにする。

「服薬は大事だけれど、その人が生きていく上での一部分。薬を飲むことに追い回されて、その人のやりたいことを邪魔してはいけないと思います。だから、どうしたらその人がうまく飲めるようになるかは、私なりに工夫します」

退院時の病院のカンファレンスに、地域の薬剤師が呼ばれることは少ないが、病院と地域の連携が進んでいる大石さんの地域では、薬剤師が病院でのカンファレンスに参加することが多い。

「退院時のカンファレンスでは、入院時に使われていたお薬が、在宅でも使用できるかを確認します。それと、この患者さんには一包化したほうがいいのか、保管はどんな方法が好ましいのかを検討するなど、病院の薬剤師と情報交換をします」

退院して本人が自宅に戻ったり、要介護認定の段階が変わったりしてケアプランの内容が変わるときには、その内容を検討するため、ケアマネジャーが各サービスの担当者を集め、本人を囲んだサービス担当者会議が行われる。

そのときにも大石さんは、ケアマネジャーやヘルパー事業所のサービス提供責任者などの多職種に、処方しているお薬が食事・排泄・睡眠・運動機能など、身体や認知機能に与える影響について、わかりやすく伝えている。

「見守りをするときの注意点も説明し、お薬の安全性や副作用の早期発見につなげてもらいます。お薬の使用上の注意や、保管上の注意があるときは、その情報をみんなで共有できるよう説明します」

訪問薬剤師を利用するには

薬剤師訪問サービスは、訪問を希望する人は誰でも利用できるが、医療保険や介護保険で利用するには、「通院・来局が困難な人」「薬の使用や管理に不安がある人」「医師が必要であると認めた人」「患者（家族）の同意があること」などの条件がある。

1か月当たりの訪問回数と適用保険

●基本

○月4回まで

○適用保険：医療保険、介護保険

●末期の悪性腫瘍の患者、中心静脈栄養法の対象の場合

○週2回まで、月8回まで

○適用保険：医療保険、介護保険

●緊急時の訪問

○月4回まで

○適用保険：医療保険のみ

薬局薬剤師の場合、医療保険では「在宅患者訪問薬剤管理指導料」（単一建物診療患者が1人の場合650点）、介護保険では「居宅療養管理指導費」（同518単位）が請求され、1割負担の人は1回約500～650円で、いずれも月4回まで利用できる。介護施設など同一建物で2人以上が利用する場合は1割負担で350～380円と割安になる。また、がん末期または中心静脈栄養を受けている人はいずれも週2回・月8回まで利用を増やすことができる。

2021年の介護報酬改定で、オンライン服薬指導の評価が新設され、月1回を限度に45単位で利用できるようになった。訪問看護や訪問リハビリと同様、要介護認定を受けている人は介護保険の利用が優先となる。

介護保険で訪問薬剤師を利用する方法も、訪問看護などを利用する場合と同様、まずケアマネジャーに相談し、ケアマネジャーが在宅の主治医に連絡する。主

治医が必要と判断したら、ケアマネジャーがケアプランに組み込み、薬局・薬剤師を探して提案し、薬剤師もまたケアプランをつくる。そして、本人が同意したら契約を行う、という流れになる。

年齢を重ね増える薬

高齢になると慢性疾患に加え、「老年症候群」と呼ばれる老化による難聴や頻尿などの症状も増え、服用する薬の数が多くなってくる。複数の医療機関から薬を処方されることも増えるだろう。こうした多剤服用は、体に有害になることがあるほか、飲み忘れ、飲み間違いにつながり、さらには国民医療費の増大の原因にもなるとして「ポリファーマシー」と呼ばれ、注目されるようになった。

「薬を何種類以上服用したらポリファーマシーになるか」については、明確な定義はない。患者によって必要な薬が変わるため、薬の数や種類には個人差があるからだ。6種類以上服用している人に「薬物有害事象」が起こりやすいといわれるが、なかには20種類以上の薬を飲んでいる人も見かける。大石さんに聞いてみた。

「必要な薬が20種類あるのならそれでいいと思いますが、薬剤師が見て疑問に思う薬を漫然と医師が処方しているのであれば、医師に提案するようにしています。ただ、顔の見える関係がある医師や、薬剤師が薬学的な観点から提案していると理解している医師でないと、実際にはなかなか言えないかもしれませんね」

訪問薬剤師は増えてきたが、それでもさまざまな課題はある。薬局に薬剤師が少なく在宅訪問への対応がむずかしい、休日や夜間の対応がむずかしい、無菌室がないため対応できない薬がある……。そして、訪問薬剤師の仕事が関係職種から理解を得られていない。

「薬剤師の地位はなかなか向上しないですね。処方提案をすると嫌がる医師は少なくありません。薬剤師の『処方権』を求めている人たちもいますが、そこまでとは言わなくとも、処方提案は薬剤師にさせてほしい。薬をいちばんよく知っているのは薬剤師ですから。そうすれば薬剤師ももっと頑張ると思うんです」

診察室で薬の虎の巻を片手にパソコンに向かう医師の姿と、「先生にこの薬でいいのか確かめますね」と処方箋を見て医師に電話する薬剤師の姿が、大石さんの話に重なった。

「不安になったら相談に来てね、お酒を飲みたいんだったら、飲めるような処方を考えて先生と交渉するからね、といった敷居の低い地域の薬局でありたいですね。そして、自分のケアをまかせられる医療と介護の専門職を、自分で選べるようになってほしい」

私たちがなじみの薬剤師を通じて得るものは、たくさんある。薬についての情報ばかりではなく、健康相談、さらには地域の医療機関のナマ情報まで。まだまだ元気なうちからなじみの薬剤師を持つことは、その後の在宅ケアのあり方にも大きくつながってくる。

宇都宮宏子のひとこと⑩

お薬のこと、内服していて〝気になる嫌な反応〟は、処方した医師には伝えにくいです。「はい、ちゃんと飲ませてもらっています」と、医師の前では答えるけど、実はおうちへ訪問すると「ここは、薬局か！」と思うような（ちょっと言いすぎ）、たまってしまった薬の山を見つけてしまうのは、よくある話です。

循環器病棟、心不全で入院してきた88歳のAさんの話

介護度2、子どもたちが巣立ち、5年前、夫を見送り、今は、ひとりで暮らしています。膝の痛みが強くなったことをきっかけに、介護保険を使ってヘルパーの週3回家事支援を受けたり、週2回デイサービスでお風呂に入ったり。気の合うお仲間もできて、楽しみにされています。

だから、入院しないように、Aさんなりに頑張っているのですが、昨年くらいから入退院を繰り返しています。入院時、持参された薬を確認すると、夜のお薬が飲めずに残っていました。病棟担当の薬剤師が、Aさんに「おひとりで頑張っていますね。買い物や食事の準備は、どうされているのですか？」と、ひとりで生活されている様子をリスペクトするお声かけをしてから、聞いてみました。生活ぶりと、お薬のことも、絡ませて伺います。

すると、おうちにいくつか段差があり、トイレに行くのが大変になってきていることを話してくれました。

「朝・夕の薬、飲むとおしっこ行きたくなるんだよね。だから、朝だけにしているの。お昼の薬は、デイサービスに行ったとき、昼間訪問するヘルパーに声かけてもらうし、ちゃんと飲めているよ」

病院医療者はついつい「内服管理が不十分なため、再入院してくる困ったAさん」と、決めつけてしまいますが、その前に本人の生活ぶりを尋ねながら、本人が、自分のこととして取り組めるような工夫を一緒に考えていきたいものです。

大石さんからの大切なメッセージ

「服薬は大事だけれど、その人が生きていく上での一部分。薬を飲むことに追い回されて、その人のやりたいことを邪魔してはいけないと思います。だから、どうしたらその人がうまく飲めるようになるかは、私なりに工夫します」

かかりつけ医がいて、大石さんのような「かかりつけ薬剤師」がついていれば、きっとこのあたりの問題は、日常の対話のなかで、解決の糸口を模索してくれているのでしょうね。しかし、退院前カンファレンスに薬剤師が参加する風景は、増えてきたでしょうか？

2002年から、大学病院で在宅ケア移行をしていたころは、まだまだ薬剤師をメンバーに入れることはありませんでした。発想自体なかったかもしれない。

当時多かったのは、がん患者さんの「おうちへ帰りたい」をかなえる支援でした。訪問診療をお願いした診療所の医師から、「症状緩和や栄養管理、連携している調剤薬局の薬剤師も、退院前カンファレンスに参加させないとダメだよ」と提案され、それなら、病院の薬剤師も参加してもらおうと、「座っているだけでいいから」なんて、無茶なお願いをしてカンファレンスに参加してもらいました。

同じ専門職であっても、活動する場所によって「見える風景」が違います。だからこそ、カンファレンスの場で、その違いも確認して、暮らしの場で継続できる医療のあり方へとすり合わせをする。そしてその場面が、病院医療者が「暮らしを見る、生き方を支える医療」とは、どのようなものなのかを、学ぶ機会になっていくのです。

大石さんに、永源寺地域を車で案内していただいたとき、すれ違うまちの人が、気づいて声をかけてきました。「大石さ～ん、今日はどこやぁ？　お疲れさん！」

まさに、まちの薬屋さん。自分のことだけではなく、気になる人がいると大石さんに相談し、地域の支援者につながることもあるそうです。まちの薬局が、お薬のことはもちろん。栄養、食事のこと、在宅医療のお話など、フラッと相談できる場になっていくといいですね。

本人が「どうしたいか」を真ん中に置いた退院支援を

安部節美さん（日本医科大学付属病院患者支援センター　副センター長）

あべ・せつみ●1991年、日本医科大学付属病院入職。2008年、外来兼務看護士として、退院調整の活動を開始する。11年より専従の退院支援看護師として院内の退院支援システムをつくり、12年、社会福祉士の資格を取得。17年3月より患者支援センター副センター長として、療養支援中心の連携業務全般に携わる。千葉大学大学院看護学研究院　看護実践学コース　看護管理学プログラムを23年に修了。

これまで在宅からの視点で、スムーズに「いえに帰る」方法を見てきたが、送り出す側の病院ではどんな「退院支援」を行っているのだろうか。

患者を地域に帰す「退院支援」は、とくに入院患者の集中する急性期病院にとって、長年、大きな課題となってきた。高齢化が急速に進み「多死時代」を迎えるなか、入院日数の短縮化や病床削減で、入院患者の在宅療養や転院などの退院先を、早い時期から検討する必要性が出てきたことが、その背景にある。

そんななか、「退院支援」をチームで行う病院も増えてきた。病院内の看護師と医療ソーシャルワーカー（ＭＳＷ）が中心となって、入院早期からケアマネジャーなど在宅側と連絡を取り合い、病院内の多職種が一緒にカンファレンスを繰り返しながら、患者が安心して暮らしの場へと移行できるようにするという方法だ。

患者が「いえに帰る」ためのシステムを

その先駆けのひとつが、看護師の安部節美さんが「患者支援センター」の副センター長を務める、日本医科大学付属病院（８７７床、高度救命センター・外科系集中治療室96床）だ。現在のセンターの前身が２００８年にスタートしたきっかけは、「早く退院して家に帰りたい」と言いながら外来から入院した患者がなかなか退院しないことに、当時、外来の看護師だった安部さんが疑問を持ったことだった。

「退院調整のシステムがないから、患者が帰れません」。安部さんが看護部長に直談判したことから、看護部に『退院支援地域連携委員会』がつくられたのは２００７年。安部さんは外来との兼務で参加し、病院のある文京区の医療・介護の資源などを調査しながら、退院支援の方法を模索した。

２０１２年に３人からスタートした「退院支援センター」は、今や４部門57人の大所帯と

院）

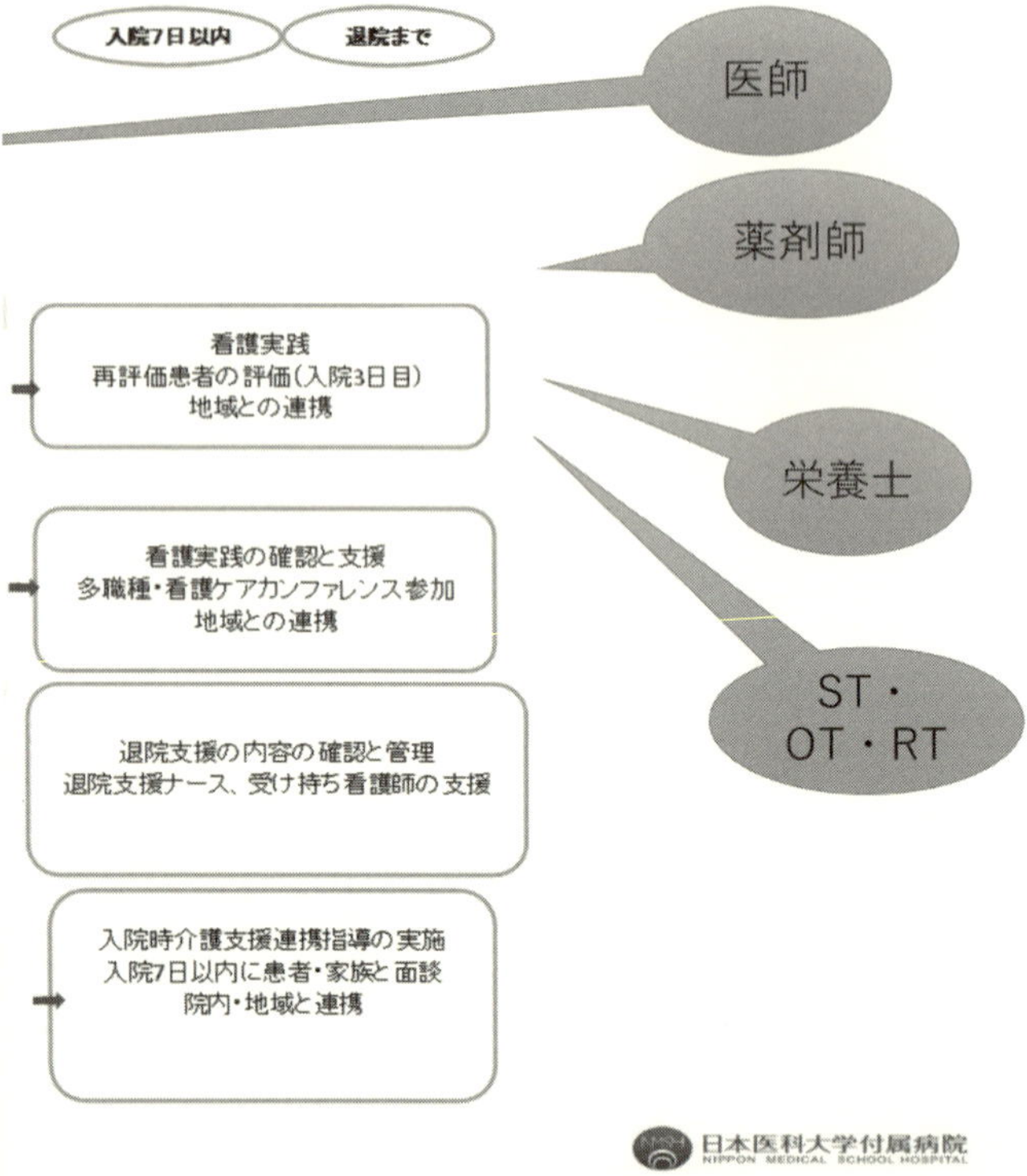

［提供：日本医科大学附属病院］

なった。医療事務を行う「医療関連部門」が24人、入院前からの支援を行う「入院調整部門」の看護師が13人、877床の病床を回っている「ベッドコントロール部門」の看護師が5人、療養・外来・退院支援を行う「療養支援部門」にはソーシャルワーカーが12人、がん専門看護師を含めた看護師も3人いる。

　この病院では、8割が外来や紹介から来る「予定入院」の患者、2割が「緊急入院」の患者だ

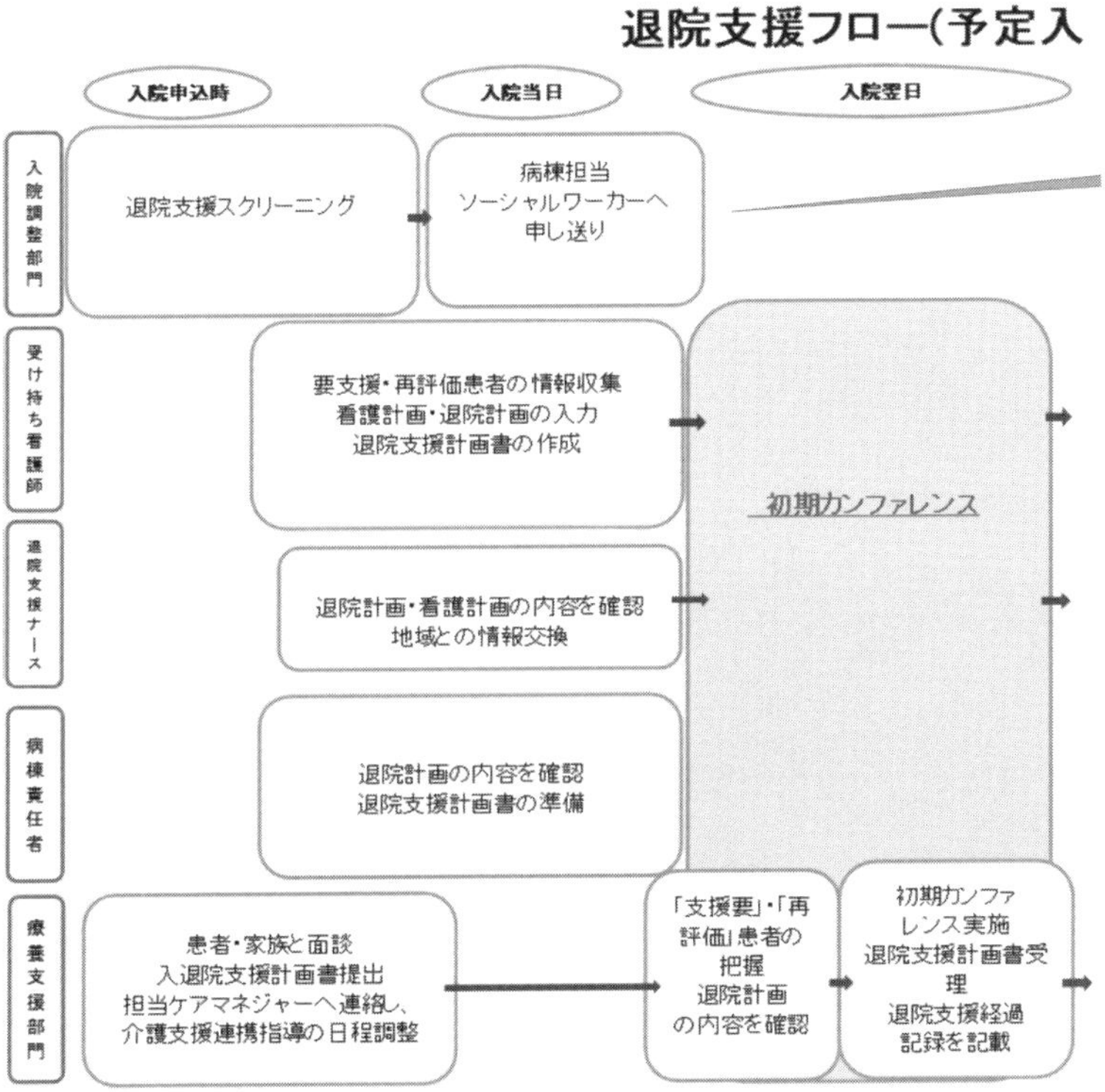

が、入院の入り口となるのが「患者支援センター」だ。「予定入院」の患者はまずセンターで、入院の準備、病室の希望の確認や高額医療費制度の説明などから始まる入院のオリエンテーションと、退院支援が必要な人を判断するスクリーニングを受ける。ここで退院支援が必要と判断された人は、地域のケアマネジャーなどと連絡を取り合い、入院後、本人と家族にさらに詳しく話を聞いていく。

「入院前面談の基本になるのは、身体的な情報と入院前の暮らしについてです。これをじっくり聞き、退院後はどんな暮らしをしたいのか、どうすればそれができるのかを、本人・家族と一緒に考えていきます。本人と家族が入院の目的を理解して納得しているのか、先生から治療についてどう説明を受けているのかを、確認することも大事なポイントのひとつです」

なかには医師の説明の仕方が足りなかったり、高齢や認知症のため本人が決められないまま、入院が予定されるケースもある。本人が納得していないことがわかった場合は、外来に戻して担当医からの説明を求め、本人が納得して入院治療を受けてもらうことを、予定入院の患者では重要視しているという。

「予定入院」の患者は、高齢者を除いて運動機能がそれほど落ちていない状態の人が中心で、退院時も歩いて帰ることがほとんどだ。そのため入退院時の支援を必要とする人は多くない。

しかし、脳梗塞、心筋梗塞、骨折などで「緊急入院」した場合は、身体のバランスを崩してやってくる。しかも、本人がそれまでどんな生活をしていたのかといった生活習慣の情報や、病歴などがなかなかわからないため、入院後のさまざまな支援が必要となってくる。そして、「退院支援が必要」と判断された人には、それぞれの患者に即した「退院支援チーム」がつくられることになる。

「退院支援」の4つの段階

退院支援には、4つの段階がある。「第一段階」（入院から48時間以内）では、患者に退院支援が必要かどうかを判断し、個々に沿った退院準備を始める。「第二段階」（入院3日目から退院までの間）では、診療方針をもとに退院に向けての目標や課題を医師、看護師をはじめとするチームで検討し、その方向を決めていく。「第三段階」では、地域の医療・介護の「在宅支援チーム」と情報を共有し、医療やケアをつなぐために、患者と家族も参加し、退院カンファレンスを行う。そして、「第四段階」でいよいよ退院となる。

この4つの段階の「チームづくり」の軸になるのが、看護師とソーシャルワーカーだ。「看護は患者の身体をいちばんいい状態に整え、ソーシャルワーカーは相談援助技術や制度などを使いながら、患者ができること、やりたいことを引き出していく。この2つが一緒になることで、患者の『最期まで食べたい』『歩きたい』が実現できる退院支援につながっていきます」

そこにリハビリ療法士、管理栄養士、薬剤師、医師などが一緒になって、その人の目標を実現するためのチーム形成を行う。それが「退院支援チーム」の強みではないかという。

そのためにはベッドサイドを担当する病棟の若い看護師への教育が必要と、看護師には患者の「したいこと」「したくないこと」をひとつでもいいから聞き出し、それをチームのカンファレンスで提案するよう、安部さんはうるさいほど伝えている。

病院と地域をつなぐ大切さを知る

実は安部さんは看護師の仕事のかたわら、社会福祉士の資格を取った。きっかけは九州に住むお父さんの入院だった。知らせを聞いて病院に駆けつけると、お父さんにはオムツがついていた。「バルーンカテーテルは必要ないから入れないでと頼んだのに、翌日行ったら入っていました。本人の状態よりもリスク管理を重視する急性期の看護を目にして、同じ急性期の看護師として、これはまずいと思いました。『本人を見る』とはどういうことなのだろう。それを知るために社会福祉を学んでみようと考えたんです」

社会福祉士の研修では、1か月半、看護師の仕事を休んで特別養護老人ホームに併設された宅老所型の認知症デイサービスで働いた。夜まで利用者と一緒にいて、家まで送ったりすることで地域の実情も見えてきた。デイでは嚥下食を食べている人が、「外出」の日に蕎麦を食べているのを見てびっくりしたこともある。「誤嚥しているかもしれないけど、おいしく食べるということが、その人の生き方なんだろうなと感じました」

その経験をもとに、安部さんは院内の教育コースで全病棟の主任看護師と看護係長を対象に、

2日間の訪問診療同行研修を入れることを企画した。これまで参加したのは約200人。地域で在宅医療を取り入れながら在宅療養している人たちの様子を目のあたりにして、それまで「自宅への退院は難しい」と決めつけていた主任看護師や看護係長たちの意識が変わったという。

地域との連携は、ケアマネジャーと訪問診療、訪問看護とのつながりが主流となる。

「患者さんは退院したその日から、地域での生活が始まります。それに備えて本人と家族が、地域の医療や介護関係者と一緒に考えていくことが必要なので、院内でのカンファレンスに、本当は福祉用具やリハビリ、歯科にも来てもらったほうがいいと思います。でも、急性期では入院期間が短いので、みんなを呼んでカンファをやる期間もないのが実情ですが、病院が訪問診療、訪問看護、ケアマネジャーとのカンファレンスを実施したり、退院前後に、病院の看護師が訪問看護師に同行したりすることで連携を深めています」

「おうち」をめぐるこれからの方向

これまでよく見られた医療側からの「そんな状態では家に帰せない」、家族や地域のケアマネジャーからの「そんな状態で帰さないでください」という反応も、少しずつ減ってきたと、安部さんは感じている。

今では呼吸器など、さまざまな医療器具をつけながら、自宅に戻る人は少なくないが、安部さんが危惧しているのは、地域の側の受け入れ態勢だ。東京23区はまだなんとかなっているが、それ以外ではケアマネジャーの減少が進んでいることを、地域とのやり取りを通して感じている。

「コロナ下の2022年ころから、変わってきたという印象があります。地域包括ケアで『おうち、おうち』と言ってきましたが、この4月の診療報酬改定で国が施設に力を入れる方向が見えてきたこともあって、地域のスタッフの苦労を感じています」

ただ、病院重視だったのが、コロナ下で家に帰るという選択をする人が増えてきたことも、実感しているという。

「やはり病院は治療するところで、住む場所ではないということが浸透して、最期はおうちという希望が家族にも出てきたのかなと思います。当院でも在宅への移行は増え、従来は退院支援の1割ぐらいだったのが、2割ぐらいになりました。若干ですが、家に戻って最期を迎える人が増えてきたと感じますね」

「家に戻れない」のは、家族の介護力の問題もある。しかし、「帰りたい」と患者が願っていれば、そのための方策をなんとか見つけたいと安部さんは考えている。

「センターでの退院支援を通じて、独居の方でも老々介護の方でも認々介護の方でも、家に戻って生活できるという可能性を見てきました。ご本人とご家族がどう考えるかで、結果はまったく違ったものになります。マイナスに考えると何もできなくなりますが、『帰りたい』とおっしゃっていただければ、都内には資源がまだありますので、希望をかなえるためになんとか頑張りたいと思います」

宇都宮宏子のひとこと⑪

２００７年、外来看護師だった安部さんは、「早く退院して、家に帰りたい」と言って入院した患者が、退院できずにいる状況をなんとかしたいと、看護部に直訴して動き始めます。外来看護師だから聞けている、「生活者としての声」がきっかけだったのですね。

２００８年、退院調整に関する報酬評価が新設され、その後、改定のたびに強化されました。多くの病院では、社会福祉士等ＭＳＷと看護師の2職種で、病棟医療チームと、「暮らしの場への移行支援」を提供することを義務づけられています。そして高度急性期、回復期リハビリや地域包括ケア病棟等、病院機能によって、移行支援の速さ、支援過程にも特性があります。

市町村が行う「在宅医療・介護連携推進事業」で、圏域の医療機関と地域支援者が一堂に集まり、地域の「入退院連携」を評価し、課題に向けて地域で取り組んでいくことが求められていますが、残念ながら、院内の動きのみで、地域協働が進んでいない病院もあります。

地域支援者（在宅だけではない、施設も含む）が、入院前に行える支援もまだまだあります。入院は、非日常です。いまの暮らしを継続するために、外来期、安定期に暮らしを整え、入院を回避するケアマネジメントはできているでしょうか？

そして、そのときに備えるためのＡＣＰ（アドバンス・ケア・プランニング／本人が大切に思っているこれからの医療とケアについて、本人を中心に家族、医療・介護者などが話し合いを繰り返すこと）への支援を、医療・介護者だけではなく、地域全体で提供できる仕掛けや工夫を考え、地域全体で〝ＡＣＰを紡ぎ、つなぎ、かなえる〟を当たり前の風景にしたいですね。

かかりつけ医機能を、１人の医師ではない、「面」「チーム」で提供できる方法は、「入院」という分岐点、それまでの暮らしぶりの情報はもちろん、語られてきた本人の思い、ＡＣＰを途切れることなく、つないでいきます。

ご本人たちに伝えたいのは、あなたの専門家は、あなた自身だということです。治せない病気や、これまでとは暮らし方が変わるとしても、自分らしく生きることを諦めないでください。病院と地域支援者が、ひとつのチームとなって伴走支援していくことを、胸を張って伝えられる地域にしていきたいですね。

コラム　胃ろうに対する誤解と正しい知識

脳血管障害、認知症、パーキンソン病などが原因で食事が摂れなくなると、「胃ろう」を勧められることが少なくありません。手術後、一時的に胃ろうを増設することや、救急で搬送されてきた患者でも、一時的に胃ろうを導入することもあります。

胃ろうを増設する目的は、嚥下機能が低下して食べるのが困難になった人に栄養を取り入れ、再び口から食べられるようにサポートすることです。しかし、介護保険開始前後から高齢者への増設が急激に増加したことで、安易な導入への批判が巻き起こりました。

患者や家族の間には「一度胃ろうにしたら経口摂取に戻れない」などの誤解がいまだにあり、きちんとした摂食嚥下機能評価や摂食嚥下のリハビリをしないまま、「もう食べられないから」と胃ろうを勧める医師もいます。胃ろうは元気になったら取り除くことが可能ですし、つける前にもできることがあることを知っておきたいものです。

口から食べられなくなった人などに対する栄養補給には、①鼻から胃までカテーテルを通して栄養剤を入れる「経鼻胃管栄養」、②血管に栄養成分を直接注入する「経静脈栄養」、③手術で腹部に小さな穴を開け、そこに胃ろうカテーテルと呼ばれるチューブを通して栄養剤を注入する

「胃ろう」の3つの方法があります。

「胃ろうはイヤだから」と選ばれることも多い経鼻胃管栄養は、鼻から喉にかけてカテーテルが通っているため、患者に痛みや不快感を与えがち。経静脈栄養は感染症や合併症を起こしやすく、在宅では介護者の負担が大きくなります。胃ろうではそうした不快感や合併症が少なく、食べる練習をしながら栄養摂取することができ、嚥下訓練しやすいのがメリットです。胃ろうは口からの栄養摂取ができるようになれば、カテーテルを除去でき、その直後から食事ができるので、本人への身体的負担は少ないとされています。

内視鏡を使っての胃ろうの手術は15分程度。入院日数は1～2週間程度。退院後は定期的なカテーテルのメンテナンスと、栄養剤の購入が必要です。胃ろうで栄養剤を入れている人がなりやすいのは、筋肉量が少ないのに太っている「サルコペニア肥満」。胃ろうの栄養は気をつけて入れないと、介護時の体位交換やオムツ替えがやりにくくなります。介護施設では胃ろうや痰の吸引など、医療行為ができないところもあるので、そうしたことも考えに入れておくといいでしょう。

胃ろうについて詳しく知りたい人は

●NPO法人PDN「胃ろう入門と活用」 https://www.peg.or.jp/eiyou/index.html

コラム　特養でできる医療行為とは

痰の吸引、酸素吸入、透析、胃ろうなどの経管栄養……。在宅では訪問診療医と訪問看護師、ホームヘルパーと家族が協力すれば、対応できることも多い医療ケア。しかし、介護施設への入居を考えた場合は、対応できる施設探しに苦労する人が多いのが実情です。特養をはじめとする介護施設の医療ケアには、限界があるからです。

特養で提供可能な医療行為には、▽看護職員が行えるもの▽介護職員が行えるもの▽医師が行えるもの——の3種類があり、看護職員に認められているのが、インスリン注射、中心静脈栄養、経管栄養（胃ろう・経鼻など）、たんの吸引、人工呼吸器の管理、導尿・バルーンカテーテルの管理、在宅酸素療法、床ずれ・褥瘡《じょくそう》への処置、ストーマ装具の貼り替えの9種類が中心です。しかし、夜勤看護師がいないと、夜も痰の吸引などが必要な人は受け入れてもらえません。対応が可能でも、受け入れ人数を制限している施設が多いのも実情です。

どの特養がどんな医療行為に対応しているかを、市区町村がホームページで掲載することも増えてきました。東京23区では約半数の区が、特養の医療行為の一覧表を掲載していました。インターネットで特養の医療受け入れ情報を探す場合は「○○市（区）　特養　医療行為　一覧」と検索し、施設探しの手がかりにしてください。

地域の医療・介護体制を整備し、人々の意識を変えよう

佐々木淳さん（医療法人社団悠翔会理事長　診療部長）

ささき・じゅん●1973年、京都府京都市生まれ。98年、三井記念病院・消化器内科、東京大学医学部附属病院消化器内科を経て、2006年に在宅療養支援診療所「MRCビルクリニック」を開設。08年に同クリニックを悠翔会に改称、理事長に。23年現在、首都圏近郊や沖縄など合わせて24拠点を構え、総患者数は約7600人。

スムーズに「いえに帰る」ためには、訪問診療の存在が必須となる。在宅で「生活者の暮らし」を18年間支えてきた訪問診療医の佐々木淳さんは、入退院と在宅医療の関係をこう語る。

「在宅医療が何のためにあるのかというと、退院支援を含め、入院期間をできるだけ短くする。退院してきた人の再入院を防ぐ。日ごろからの健康管理をちゃんと行い、なるべく入院させない。そして、本人が望むのであれば、できれば最期まで在宅で診る。これが僕らの仕事だと思うんです」

よかれと思って「人権侵害」

つい最近、こんなケースがあった。介護施設に住む80代の女性が、転倒して大腿骨を骨折し、入院して手術した。そのまま退院と思ったら、女性のお腹のガスが異常に多いことから、「何か病気があるのではないか」と疑われ、内視鏡検査をすることになった。結果は「不明」。しかし、消化器内科入院中に、誤嚥性肺炎を発症し、食事が止められてしまった。

２回の誤嚥性肺炎を起こしたあと、病院側は女性が口から食事を摂ることはもう難しいと考え、療養型への転院や胃ろうの設置などを提案した。しかし、女性がそのまま介護施設に戻ることを望んだため、病院側は皮下埋込み型の中心静脈ポート（ＣＶポート）を設置した。ところが、介護施設に戻った女性は口から食べ始め、ＣＶポートは結局、使わないままだった。

「これは骨折の手術が終わったあと、患者さんはすぐに帰ってくればよかったケースです。病院では何か疑問が見つかると、よかれと思っていろいろな検査をします。それで入院期間が長引くと合併症を起こしがちで、結果として寝て過ごす時間も、食事を止められる期間も長くなる。それによって筋力や嚥下機能も低下するという悪循環が起こります」

この女性の場合、幸い認知機能は低下しなかったが、コミュニケーションに障害が出た。

「そういう症状が高齢者に起こると、『認知症』とか『介護拒否』のレッテルを貼られがちです。嫌がっているのに強制的に検査が行われたので、本人は『人権侵害だ』と怒っていました」

制度的には帰れるが

佐々木さんは「入院はその人のＱＯＬを段階的に下げていく」ものと考えている。階段を下りる回数は少ないほうがいいし、一度で下りる階段の段差は少ないほうがいい。だから、「高齢者は、できるだけ急性期医療への依存を小さく、頻度を少なく、入院期間を短くしてほしい」と言う。しかし、実際には本人が同意しなくても、病院側から検査や医療処置を勧められると、家族は「じゃ、お願いします」となることが多い。

そんなときに、家族の相談相手になり、必要なら病院側と意見交換ができる在宅の主治医がいると心強い。

「病院側には『家に帰したらもっと悪くなる』という先入観があって、納得できるまで退院は勧めません。ただ、入院していることで、その人本来の生命力が発揮されないことや、家に帰ればもっと元気になる可能性があるということは、ご家族も知っておいていただいたほうがいいと思います」

からだの状態だけを診て「この人は、家は無理だから、療養病棟へ」などと、医療側が患者の人生の選択肢を奪うのは、「居住場所の自由が認められた日本国憲法に違反している」、と佐々木さんは言う。

「帰ってから、家で態勢を整えて療養生活を送ることは、現在、日本では制度上、十分可能な状況です。だから、医療側にも家族・本人にも『まずは家に帰そう』という発想が生まれてくることが大事です。安全管理も大事ですが、その人に『患者』ではなく、ひとりの人生の所有者として生きてほしい。『こうしたい』というその人の望む選択肢があれば、その選択が尊重される状況をつくらないといけない。選択肢がないなかでは、ＡＣＰを行っても、何の意味もありません」

患者あたり年間平均のべ入院回数

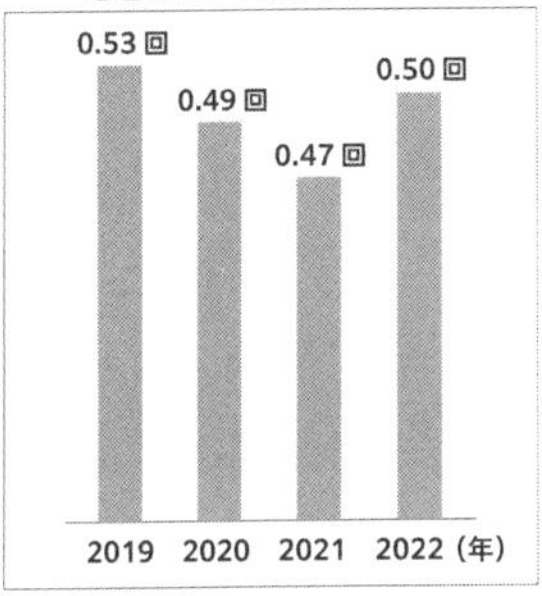

患者あたり年間平均のべ入院日数

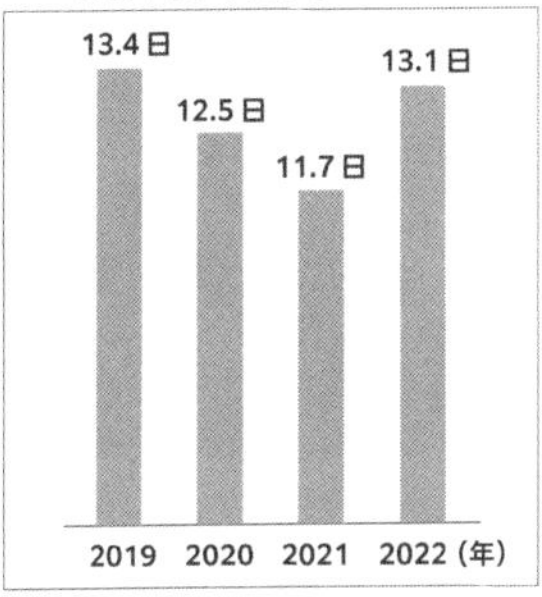

自宅で最期まで過ごされる方の割合

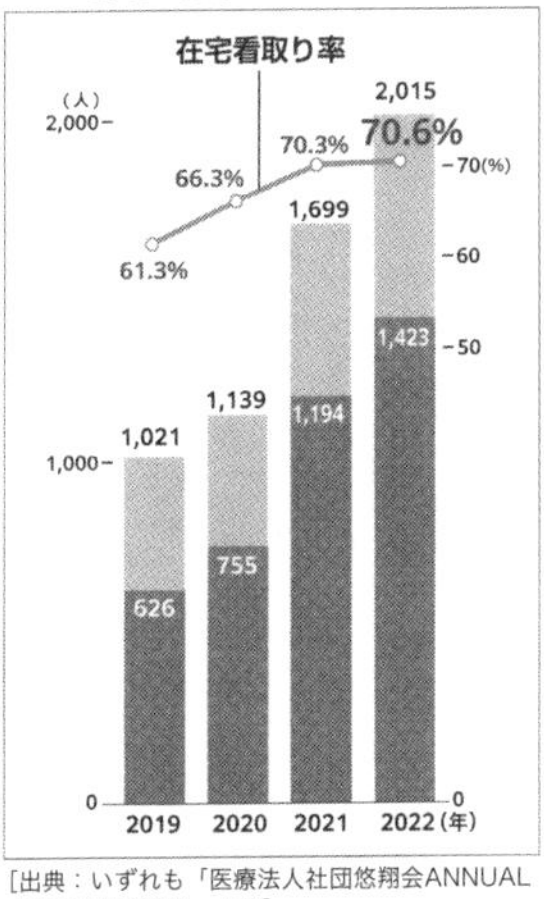

［出典：いずれも「医療法人社団悠翔会ANNUAL REPORT 2022」より］

「介護」が足りない

そうした「人生の選択肢」を支えるのが、「地域の力」だ。

しかし、「日本の高齢者が置かれた状況には、かなり厳しいものがある」と佐々木さんは考えている。ひとり暮らしの高齢者が増え、それを支える力が急速に低下しているからだ。救急搬送される高齢者も年々増え、「最期は自宅で」と希望する人が6割以上いるにもかかわらず、いまだに8割以上の人が病院で亡くなっている。

「しかし、どんな人でも診られる在宅医がいて、どんな状況でもきちんとケアできる看護師、病気や基礎疾患を恐れずケアに入れるヘルパーさんやケアマネさん、そのときどきの状況に最適な支援器具を持ってきてくれる福祉用具のプロなど多職種がいて、そういう人たちが迅速に連携すれば、病があっても在宅での暮らしは可能なんです」

そうした連携ができている地域もある。だが、「病院から在宅へ」といいながら、国はその下支えをしていないのが現状だ。全国的に「介護サービス」と「介護の力」が圧倒的に足りなくなっているなか、家族の負担も増え、それが在宅療養を家族が躊躇する大きな理由になっている。

「在宅がベースであるべきだと僕は思いますが、そうなるとケアの資源が圧倒的に足りない。ヘルパー、自費のリソース、ボランティアをつなぎ合わせ、なんとかやっている状態です。家に居たいと思っても、ヘルパーがなかなか枠を埋められないし、施設はお金がかかるから入れない。

仕方がないから家で我慢して暮らしている方が、増えているように感じます」

必要なところにきちんとした給付を

ケアにかかるお金を考えてみると、施設、病院、在宅のうち、社会経済的にも利用者にとっても、いちばん負担が少ないのは在宅ケアだ。しかし、入院がそこに加わると、バランスは一気に崩れる。そして「入院」を増やすも減らすも、在宅医療を含めた日ごろのケアにかかっている。「高齢者と財政」問題で、真っ先に取り上げられるのは、40兆円の6割に当たる「高齢者医療費」だ。その4割以上は入院費。ということは、高齢者の「病院」への依存を減らし、在宅医療と在宅介護を充実させて、入院よりも安価な「在宅」にシフトすれば、「国の財政圧迫」が軽減される。そもそもそれが「地域包括ケアシステム」を国が進めてきた理由だった。

しかし、介護が土台をしっかり支えることができなければ、在宅ケアは成り立たない。それをよく知っている佐々木さんは、「国は在宅ケアに対する財源を増やし、介護職員やヘルパーにお金を回すべきだ」と、機会あるごとに発言している。在宅療養をする人たちの人生のＱＯＬだけではなく、国と個人が支出するお金を考えても、在宅ケアに利点があると考えているからだ。

「財政的には大変かもしれないが、福祉の予算をしっかり取ることで、社会全体が安定します。いま、介護でもデータを取ることが進められていますが、そこでは〈本人の幸せ〉を目的にしてはいません。入院数についても、高齢者の場合はその人たちの日々の生活をどうケアできるかで決まるんです」

佐々木さんが理事長を務める悠翔会では、患者の緊急入院についてデータ分析をしている（P173参照）。

「入院には医学的に見て、避けられる入院と避けられない入院があります。心筋梗塞や消化管出血では入院は避けられないけれど、家で診ることもできたのに、入院になった例を調べてみると、家族の不安と支援体制の脆弱さが要因として大きいんです」

地域に24時間体制の訪問看護や、しっかりした介護体制があることで、入院のリスクは歴然と違ってくる。

「在宅医療があることで、急変したとしても家で療養できるわけですが、それは医者だけでは到底無理で、看護と介護に支えられている。介護でも看取り期の加算はつくようになりましたが、急変している時期の加算がつかないのはやっぱりおかしいと思うんです。大変なところを頑張って支えてくれる人たちには、ちゃんと評価をし、対価を払わないといけない。それをしない限り、日本のケアの未来はありません」

宇都宮宏子のひとこと⑫

佐々木淳さんのような医師が、診療所・在宅医で増えていけば、回避できる入院はきっと増え、病院の病床は減らせるでしょう。地域で入院依頼をする医師は、病院医療に何を望んでいるのでしょうか。それは暮らしの場では困難な、患者の医学的状況を判断し、適切な治療を期待して病院での医療提供を依頼しているのだと思います。

もちろん、高齢者や長期療養者の場合は、別の目的で入院を依頼されることもあります。療養者のそれまでの意向や将来への願いを、遠方の子どもたちと共有し、今後の療養について合意することを目的にした「入院」だって、あってもいいはずです。

「なるべく在宅、ときどき入院」を考えるとき、本人を真ん中にしての「入院の意味」は見えているでしょうか。岐阜で活躍している在宅医から「これからは退院計画よりも、入院予防プログラムだよ」と背中を押され、私は外来支援へと進化してきました。

「よかれと思って『人権侵害』」に登場する80代の女性の場合は、まさに入院環境による弊害で、足し算の医療が起こす新たな病態です。「施設へ帰りたい」と言えたこと、施設が受け入れてくれたこと、そしてこの方に起きていることをケア職とともに考え、医療の引き算を「やってみよう」と応援した医師・看護師チームがいたことで、この方の「口から食べたい」「施設の友だちとご飯を一緒に食べたい」を実現することができました。

高齢者や認知症のある方にとって、入院環境は「非日常」です。寝かされている場所は「ここはどこ?」ですし、自分に今、何が起きているのか理解できません。ましてや、ミトンという妙な手袋をはめさせられたり、抑制されていることは、恐怖以外のなにものでもありません。

しかし、病棟看護師は面倒な患者を「困った人」と考えます。そして、転倒転落予防として、センサーマットと4点柵のなかに押し込められるため、本人は「人として尊厳を持って生きること」をあきらめざるを得ない状況に追い込まれています。昨年、大きく報道された精神科病院と似たようなことが、ほかの病院でも起きていないと自信を持って言えるでしょうか。

だいぶ前になりますが、退院支援研修で卒後2年目の看護師が食い入るように受講していました。気になって、彼女に受講の動機を聞いてみました。

受け持ちだった男性患者に術後からせん妄状態が続き、マットを踏んだら看護師が来ることを理解しているのに、センサーマットをまたいで動き回り続けていたそうです。安全が保証できないからと、その男性は強制退院させられてしまいましたが、彼女は「リハビリも不十分だし、家族に排泄ケアの指導もできていない。奥さんは困っているだろう」と気になって、家にそっと覗きに行きました。

隠れていたのに奥さんに見つかって「あら〜、お父ちゃん、出かけているけど、もう帰ってくるから、どうぞ入って待っていてちょうだい」と言われ、「デイサービスにでも行っているのかな」と思っていたら、自転車に乗って戻ってくる男性の姿が目に入ってきました。そして「釣り、行ってたんや」と。

「立って歩いている患者さんを見て、衝撃を受けました。病院で私がやっていたことは何だったんだろう。看護って、ケアって、何なんだろう。上司に相談したらこの研修を紹介され、『おうちへ帰ろう』というフレーズにも惹かれ、受講したんです」

この若い看護師に触発され、私はあのとき、いまに続く道を歩む大事な決意をしたのかもしれません。何のための医療？　何のための看護？　そこは「あれ？」と思ったとき、「変えたい」と思ったとき、それを表明できる職場ですか？　ど真ん中にあるべきもの、間違っていませんか？

「あおいけあ」の加藤忠相さんは、こう言っています。

ケアの意味は「気に掛ける」、語源はラテン語で「耕す」です。相手の持っている資源を耕すのがケアであって、相手の生活がちゃんと上手く行くように気に掛けるのが僕たちの仕事なのです。

（『Re: CARE ポストコロナ時代の新たなケアのカタチ』高瀬比佐子、佐々木淳、加藤忠相［著］日本医療企画）

ケアって何だろう。看護って何だろう。ブレない軸を持ち続けていこう。生きること、暮らすこと、その延長にある瞬間まで、「ありがとう」という気持ちを持って、「いい人生だった」と思える社会を、子どもたちに残していきたいと願っています。

おわりに

「在宅ケア」にかかわる本を書き始めてから、本書が10冊目になる。今回は本人を送り出す病院の「患者支援センター」の責任者から、在宅で訪問を行う医療・介護の専門職まで、医療と介護の現場で「いえに戻って、最期まで」を応援する13人のプロに登場いただいた。

「入院はその人のＱＯＬ（生活の質）を段階的に下げていく」と、訪問診療医の佐々木淳さんが本書でも語っているが、大腿骨骨折、脳梗塞、心筋梗塞、誤嚥性肺炎、がんなどで入院し、退院した本人の状態を見て、「このまま自宅で介護できるのか」「本人は元の暮らしに戻れるのか」と不安を抱く家族は多い。

若い時期の入院では、病気の治療を終えたら、比較的スムーズに自宅に戻ることができるが、高齢者は入院中に起こった変化を引きずって退院することが少なくない。医療を引き続き必要としたり、今までのように日常生活を続けることができなくなったり、治らない病気をもってしまったり、体調が不安定で入退院を繰り返したり……。そうした人たちが「生活の場」に戻って暮らしていくためには、さまざまな応援を必要とする。

介護に加え、医療が必要となったことで「いえではもう無理と、先生に言われた」と、介護施設についての相談を受けることも増えてきた。そんなとき、いつも思うのは、本人にとって住み慣れた「いえ」での生活をいきなり断ち切るのではなく、少なくとも退院後「いえ」でできること、在宅での医療と介護の可能性と介護負担の軽減について、もう少し家族や介護者に知ってほしいということだった。本人がこれからどう暮らしていきたいのかを聞き出し、お互いのストレスを軽減することで、過酷になりがちな介護もやわらいでいってほしい。そんな願いから、本書は生まれた。

最近、介護現場の二極化を、いろんな場面で感じる。いっぽうのキーワードは「効率化」。これはＩＣＴなどの導入で介護の「生産性」を向上していこうという方向で、介護を誰でもできるようにモデル化し、ムダを省いて利益を上げることをめざす、厚労省が進める方向だ。介護では在宅でも施設でも、病院の「医療モデル」とは違う「生活モデル」をつくってきた。このまま効率化を過度に推進していけば、介護が医療的な「管理モデル」になってしまうと危惧する人もいる。

もういっぽうは人と人とのつながりを大事にし、自身の技術も磨きながら、関わりのプロセスを積み重ねていくケアのあり方だ。こちらは、仕事への矜持を持つことができるかわりに、手間も人手もかかる。国はこの方向の支援には消極的だが、こうあってほしいケアはどちらかと聞かれれば、こちらを挙げる人が圧倒的だろう。

今回、登場していただいた13人の専門職は、こうしたケアを大切にしている人たちだ。忌憚のない意見をいただいたことに感謝したい。ここにデイサービスやデイケア、小規模多機能型やショートステイなどの「居宅介護」と、地域のサポート資源が入れば、在宅を応援するネットワークができあがるが、今回は残念ながらそこまで加えるスペースがなかった。

「協力」では足りないほどの、たくさんの助力・助言をくださった宇都宮宏子さんからは、読者へのこんなメッセージをいただいた。

「治せない病気があっても、入院前と比べて暮らしづらさがあっても、医療やケアのサポートを上手に使えば、暮らしの場へ帰ることはできます。そうしたことを、病院で当たり前の風景にしたくて、20年前から活動してきました。中澤さんのおかげで、皆さんに知っていただくことができて、感謝しています。一緒に暮らし方を再構築していきましょう」

最後に、今回も本の発行に快くGOを出してくださった築地書館の土井二郎さん、編集を担当してくださった北村緑さん、連載に伴走してくださった『Better Care』の野田真智子さん、装丁の秋山香代子さん、ありがとうございました。

誰もが自分の望んだ場所で、最期まで穏やかに暮らせる「ケア社会」の実現を願って。

二〇二四年九月

中澤まゆみ

【著者紹介】

中澤まゆみ（なかざわ　まゆみ）

1949年長野県生まれ。雑誌編集者を経てライターに。女性・移民・マイノリティをテーマにルポルタージュなどを書くが、介護をきっかけに在宅ケアと福祉分野にテーマを移した。20年間にわたる友人、家族の介護歴を生かした綿密な取材には定評がある。著書に『ユリ――日系二世NYハーレムに生きる』(文藝春秋)、『おひとりさまの「法律」』(法研)、『おひとりさまの終活』(三省堂)、『おひとりさまでも最期まで在宅』『人生100年時代の医療・介護サバイバル』(いずれも築地書館)、『認知症に備える』(自由国民社)など多数。在住の世田谷区では、2010年から市民目線でシンポジウムや講座を開催し、市民を含めた多職種連携をテーマに「ケアコミュニティ　せたカフェ」を共同主宰、講座活動を行うほか、「せたがや居場所サミット」などを開催する。世田谷区認知症施策評価委員。毎日新聞のウェブ「医療プレミア」でコラムを連載中。

【協力者紹介】

宇都宮宏子（うつのみや　ひろこ）

1959年福井県生まれ。病院で訪問看護を経験し、在宅ケアの世界へ。介護保険創設当時、ケアマネジャー・在宅サービスの管理・指導の立場で働きながら、病院から在宅に向けた専門的な介入の必要性を感じ、2002年、京都大学医学部附属病院で「退院調整看護師」として活動。2012年に「在宅ケア移行支援研究所」を起業・独立。医療機関の在宅移行支援、地域の医療介護連携推進、在宅医療推進事業研修、コンサルタントを中心に活動。主な著書・共著に『退院支援実践ナビ』(医学書院)、『看護がつながる在宅療養移行支援』(日本看護協会出版会)、『退院支援ガイドブック』(学研メディカル秀潤社)、『終末期看護　エンド・オブ・ライフ・ケア』(第4章　終末期における退院支援、メヂカルフレンド社)など。

いえに戻って、最期まで。

退院・在宅支援13人のプロに聞くその「叶え方」

2024年10月18日　初版発行
2025年 1 月10日　3 刷発行

著者　　　中澤まゆみ
協力者　　宇都宮宏子
発行者　　土井二郎
発行所　　築地書館株式会社
　　　　　東京都中央区築地7-4-4-201　〒104-0045
　　　　　TEL 03-3542-3731　FAX 03-3541-5799
　　　　　https://www.tsukiji-shokan.co.jp/
　　　　　振替 00110-5-19057
印刷・製本　シナノ印刷株式会社
装丁　　　秋山香代子

ISBN 978-4-8067-1671-6